BEAT RENÉ ROGGEN

MELATONIN

Ein Schlüsselhormon für gute Gesundheit, erholsamen Schlaf und langes Leben

PRK-EDITIONEN

Erstausgabe 2007
Copyright © by PRK Media, Beat René Roggen, CH-6343 Rotkreuz
Printed in Germany
Titelillustration: Maria Dundakova, Basel
Satz: PS-Lasersatz AG, CH-8404 Winterthur
Druck und Einband: Books on Demand GmbH, D-Norderstedt
ISBN 3-907647-04-1

Inhalt

Vorbemerkungen zu Gliederung und Inhalt

Das vorliegende, nach journalistischen Kriterien gegliederte und verfasste Werk über den Hormonstoff Melatonin ist in mehrere in sich geschlossene Kapitel gegliedert. Diese beleuchten die jeweils in Titel und Vorspann skizzierte Thematik so, dass sich daraus eine ziemlich umfassende Information ergibt. Dazwischen werden verschiedene Einzelaspekte, die bei Interessenten für und Anwendern von Melatonin besonders häufig auf Interesse stossen, im Rahmen von «Flashes» behandelt.

Die Gliederung in einzelne eigenständige, auf eine weitgehend vollständige Information ausgelegte Kapitel hat für den Leser den Vorteil, dass er unter den jeweiligen Stichworten rasch zu den ihn interessierenden Informationen vorstossen kann, ohne gleich das ganze Buch durchlesen zu müssen. Und er erhält zugleich die Chance, die entsprechenden Informationen mit seinen eigenen Erwartungen und Bedürfnissen abgleichen und – im positiven Falle – in einen persönlichen Nutzen verwandeln zu können.

Einen weiteren Anlass bildet die Beobachtung, dass Sachbücher heute kaum mehr in einem Zug von vorne bis hinten durchgelesen werden, sondern dass sich die meisten Leser zunächst einmal in jene Inhaltsteile vertiefen, die für sie von vorrangigem Interesse sind. Es kann deshalb nicht vorausgesetzt werden, dass beim Lesen eines solchen Inhaltsteils die vorangehenden Kapitel inhaltlich schon oder noch präsent sind.

Schliesslich wissen wir aus der didaktischen Praxis, dass eine Thematik weitaus besser in ihren Zusammenhängen erkannt und memorisiert werden kann, wenn sie wiederholt und aus verschiedenen Blickwinkeln aufgenommen und verarbeitet wird. Das kann in einer Zeit der «information overload», in der die flüchtige Einzelinformation das Geschehen im Kommunikationsmarkt dominiert, ebenfalls von Wert und Nutzen sein. Dies insbesondere dort, wo es darum geht, neue Perspektiven und Möglichkeiten der Gesundheitsvorsorge und -pflege selbstkritisch in praktische Handlungen umzusetzen.

Anderseits hat diese Form der inhaltlichen Aufbereitung für den systematischen Leser den relativen Nachteil, dass dieser an mehreren Stellen des Werks auf die gleichen Kern-Informationen stösst – wenn auch jeweils in etwas anderer Form und in wechselnden Zusammenhängen. Das mag denn auch die einen oder andern Systematiker etwas langweilen oder irritieren. Diese seien deshalb ausdrücklich um ihr Verständnis und ihre Nachsicht gebeten.   PRK-Editionen, Rotkreuz

Melatonin – mehr als nur ein sanftes Mittel gegen Schlaflosigkeit und Jetlag!

In Ländern mit gehobenem Lebensstandard zählen Probleme mit dem Ein- und Durchschlafen mittlerweile zu den häufigsten Beeinträchtigungen des Wohlbefindens. Wo solche Phasen der Schlaflosigkeit und der häufigen Schlaf-Unterbrechungen nur ab und zu auftreten, haben sie in der Regel ganz normale Ursachen: Beschäftigung mit komplexen oder heiklen Problemen, zu starke körperliche und geistige Aktivitäten vor dem Zubettgehen, eine allzu opulente Abendmahlzeit oder reichlicher Alkoholkonsum mögen die Schlafqualität mehr oder weniger oft negativ beeinflussen.

Solche Situationen bieten – wenn sie sich nicht verstetigen und wenn die den Schlaf hemmenden Verhaltensweisen nicht zur Gewohnheit werden – keinen Grund zur Sorge. Sie sollten jedenfalls die Betroffenen nicht dazu verleiten, vorschnell zur Pillendose zu greifen. Und auch bei einer Tendenz zur Verstetigung der Probleme sollte man zunächst versuchen, gewisse Ernährungs- und Lebensgewohnheiten so zu ändern, dass sich die Schlafchancen deutlich verbessern.

Ein besonderes Problem stellt demgegenüber die Autosuggestion dar: Leute, die sich nach einem erholsamen Schlaf sehnen und diesem einen hohen Stellenwert einräumen, können in Panik geraten, wenn sie nach längerer Zeit immer noch wach liegen. Sie bauen dadurch eine starke innere Spannung auf und verschlechtern so ihre Einschlaf-Chancen dramatisch, statt dass sie versuchen, durch Entspannung günstige Voraussetzungen für einen süssen Schlummer zu schaffen. Wer in solchen Phasen zu Schlafmitteln greift, läuft leicht Gefahr, sich deren Konsum zur Gewohnheit zu machen und in eine gewisse Abhängigkeit von diesen Präparaten zu geraten.

Ernst zu nehmen sind auch Schlafstörungen, die durch Krankheiten wie Herzprobleme und Magengeschwüre, permanenten Alkoholmissbrauch und/oder Rauchen, durch die Wechseljahre oder – heute vor allem – durch Stress hervorgerufen werden. Auch hier ist die Versuchung gross, sich mit starken Schlafmitteln das Problem vom Leibe zu schaffen – und sich damit auf Dauer nur noch mehr Probleme einzuhandeln, statt konsequent auf deren Lösung hinzuarbeiten.

Ferner können Schlafstörungen auf Lärm, auf zu viel Licht, auf Elektrosmog durch nicht ausgeschaltete Elektrogeräte im Schlafzimmer – wie Weckeruhren und Fernsehgeräte –, auf unruhige und schnarchende Bettpartner sowie auf andere äussere Störfaktoren zurückzuführen sein. Auch in diesen Fällen ist es wenig hilfreich, den Schlaf über die Medikamentenschachtel zu finden. Vielmehr sollte danach getrachtet werden, solche Störquellen zu ermitteln und systematisch auszuschalten.

Welche Bedeutung hat nun aber der Schlaf für die menschliche Gesundheit? Und ist er tatsächlich so wichtig, wie dies seit Generationen behauptet wird?

Nun, aufgrund der verfügbaren Resultate wissenschaftlicher Untersuchungen zu diesem Thema ist effektiv davon auszugehen, dass der Schlaf für die menschliche Gesundheit eine überaus grosse Rolle spielt – einerseits für die allgemeine Befindlichkeit des Menschen und für die Widerstandsfähigkeit seines Körpers gegen gesundheitliche Beeinträchtigungen aller Art, anderseits für dessen Aussichten, ein hohes Alter zu erreichen.

Tatsächlich: Während wir schlafen, können die Organe unseres Körpers, die im Wachzustand stets beansprucht werden, ausruhen und neue Kräfte für den folgenden Tag sammeln. Wir können das auch an uns selbst beobachten: Je länger wir wach und aktiv bleiben, desto mehr beginnt unser Leistungsvermögen zu erlahmen und unsere Konzentrationsfähigkeit wie auch die Aufmerksamkeit für das, was um uns herum vorgeht, zu schwinden. Schon nach einem kurzen Schlaf jedoch fühlen wir uns aber gestärkt und zu neuen Taten bereit. Ähnliche Erfahrungen machen auch übermüdete Autofahrer, wenn sie für ein kurzes Nickerchen Halt machen. Dieses bringt oft mehr als das Erfrischungsgetränk in der Raststätte der Autobahn.

Analog ergeht es den meisten Körperorganen: In einer Ruhephase vermögen sie sich zu regenerieren und neue Kräfte zu entwickeln. Damit verbunden ist auch eine höhere Widerstandskraft gegen Krankheiten aller Art. Und zugleich wird auch das Nervensystem reorganisiert und das Immunsystem auf Vordermann gebracht. Der Vorgang ist etwa zu vergleichen mit der Funktion eines Computers, der sich beim Herunterfahren und neu Aufstarten von gewissen «Datenschlacken» befreit und sich – zumindest teilweise – reorganisiert.

Der Schlaf hat indessen noch eine weitere Bedeutung, die ihren derzeit wichtigsten Stellenwert unter dem Titel «Anti-Aging» unter Beweis stellt: Im Schlaf starten die Zellen ihr Reproduktions- und Erneuerungsprogramm. Gewebe jedoch, welches sich nicht erneuern kann, wird anfällig auf mutagene Prozesse wie Krebs oder stirbt ab. Der Altersprozess wird wesentlich davon beeinflusst, ob sich die Körperzellen zu teilen und damit zu erneuern vermögen. Wird dieser Prozess behindert oder gar blockiert, so verschlechtern sich die Aussichten auf ein langes Leben in relativer Gesundheit.

Es besteht deshalb ein grosses Interesse an einem gesunden und ungestörten Schlaf. Dieser wird im Wesentlichen durch das von der Zirbeldrüse gebildete Hormon Melatonin gesteuert: Melatonin veranlasst die Organe, sich in Ruhestellung zu begeben. Und es signalisiert den Zellen, dass die Voraussetzungen für ihre Reproduktion gegeben sind. Dieser Sachverhalt konnte im Rahmen verschiedener Untersuchungen bestätigt werden.

Bekannt ist auch, dass die Menge des von der Zirbeldrüse produzierten Melatonins mit fortschreitendem Alter immer weiter abnimmt. Dadurch wird der Altersprozess zusätzlich beschleunigt. Denn wenn sich die Zellen und die Organe nicht mehr richtig erholen können, dann nimmt auch ihre Leistungsfähigkeit und ihre Widerstandskraft immer weiter ab. In diesem Punkt treffen sich die Aspekte des Schlafs mit jenen des Anti-Agings: Ein erholsamer, ungestörter Schlaf ist damit zugleich ein Vorgang, der die Lebenserwartung positiv beeinflusst.

Es war deshalb eine faszinierende Entdeckung der beiden ausgewiesenen Melatonin- und Altersforscher William Regelson und Walter Pierpaoli, dass das Schlafverhalten durch die Einnahme von Melatonin-Präparaten positiv beeinflusst werden kann. Tatsächlich zeigte es sich, dass überall dort, wo eine abnehmende Melatonin-Produktion eine relevante Ursache der Schlafprobleme bildete, mit einer zusätzlichen Melatonin-Zufuhr eine signifikante Verbesserung des Schlafverhaltens wie auch des Erholungswerts des Schlafs herbeigeführt werden konnte.

Diese Entdeckung begründete den Ruf des Melatonins als «Schlafhormon». Unter diesem Titel wurde der Stoff auch in Europa bekannt und hier von der Presse gewürdigt – häufig zusammen mit dem Hinweis, dass damit endlich ein Mittel gefunden sei, mit dem sich der lästige Jetlag – die Müdigkeit nach Interkontinentalflügen als Folge der von der «inneren Uhr» noch nicht nachvollzogenen Zeitverschiebung – besser bewältigen lasse.

Das eigentlich Sensationelle, das die beiden Forscher entdeckt hatten, blieb jedoch in der Regel unerwähnt: die Erkenntnis nämlich, dass dem von der Zirbeldrüse gebildeten Melatonin die Rolle eines eigentlichen Schlüsselhormons zufällt – einer Substanz, die nahezu sämtliche Funktionen steuert, welche mit dem Lebensrhythmus, der inneren Uhr, der Regenerations- und Widerstandsfähigkeit der Zellen und Körperorgane wie auch mit dem Altersprozess zu tun haben.

Verfolgt man diesen Gedanken weiter, so gelangt man fast zwingend zum Schluss, dass es sich beim Melatonin um ein eigentliches Lebens-Elixier handeln muss, dessen Bedeutung bislang massiv unterschätzt wurde. Für diese These sprechen inzwischen immer mehr Indizien. Denn die bahnbrechenden Forschungsarbeiten von William Regelson und Walter Pierpaoli haben manche Forscher veranlasst, die aus den Forschungsresultaten des Duos anklingenden Optionen weiter zu verfolgen und Untersuchungen über weitere Wirkungsfelder des Hormons durchzuführen.

Auf besondere Aufmerksamkeit stossen dabei die Resultate aus Untersuchungen, die auf die Zusammenhänge von Krebs und Alzheimer auf der einen sowie den Melatonin-Haushalt auf der anderen Seite fokussiert sind. Hier zeigt es sich, dass eine Krebs- oder Alzheimer-Erkrankung sehr häufig mit einem tiefen Melatonin-Status assoziiert ist. Was den Schluss nahe legt, dass eine gute Melatonin-Ausschüttung offensichtlich einen erhöhten Schutz vor diesen beiden gefürchteten Krankheiten zu bieten vermag. Und es dürfte – unter Berücksichtigung der Untersuchungen von Regelson und Pierpaoli zur Wirkung des von aussen zugeführten Melatonins – auch bedeuten, dass dieser Schutz nicht nur von dem in der Zirbeldrüse bereitgestellten, sondern auch vom zusätzlich zugeführten Melatonin ausgehen kann.

Alles in allem eine faszinierende Wirkungsbreite einer Substanz, deren Potenzial von den europäischen Gesundheitsbehörden noch schlicht negiert wird. Umso wichtiger, dass darüber vermehrt berichtet und gesprochen wird – was ja auch der Zweck dieses Bändchens ist, in welchem ich aus dem inzwischen recht eindrücklichen Datenmaterial über Wesen und Wirkung von Melatonin im Rahmen meines journalistischen Engagements vor allem jene Aspekte herausgegriffen habe, die für den praktischen Nutzen der Substanz in der Hand des Konsumenten von besonderer Relevanz sind.

Beat René Roggen

Persönliche Erfahrungen des Verfassers

Entgegen einer verbreiteten Auffassung in der Welt der Wissenschaft sind im Bereich der Nahrungsergänzungsmittel auch subjektive Wahrnehmungen und Erfahrungen von erheblichem Belang und Interesse. Denn in Anbetracht ihrer oft stupenden Wirkungsbreite sind hier nicht nur In-Vitro-Tests im Reagenzglas sowie randomisierte, placebokontrollierte klinische Doppelblindstudien das Mass aller Dinge, sondern ebenso die Erfahrung und die Selbstkompetenz des Anwenders.

In diesem Sinne habe ich – zunächst aus rein journalistischem Interesse und nicht wegen irgendwelcher Schlaf- oder Gesundheitsprobleme – 1998 mit der regelmässigen Einnahme von Melatonin begonnen und die mit dieser Supplementation verbundenen Wahrnehmungen registriert und kritisch hinterfragt. Im Laufe der Jahre kristallisierten sich aus diesem Dialog mit dem eigenen Organismus zwei interessante Feststellungen heraus:

Erstens: Die Alterserscheinungen, die sich bei mir nach 55 allmählich bemerkbar zu machen begannen, bildeten sich nach und nach zurück und machten einer wachsenden Lebens- und Unternehmungslust Platz – was durchaus als Zeichen eines sich trotz nicht immer sehr vernünftigen Lebens- und Ernährungsweisen munter regenerierenden Körpers und Geistes gewertet werden kann.

Zweitens: Die periodischen Migräne-Attacken, die mich seit meinem zwölften Lebensjahr verfolgten, stellten sich nach dem Beginn der Melatonin-Supplementation nicht mehr ein. Dies deutet darauf hin, dass sich das Hirn unter dem Einfluss des zusätzlich zugeführten Melatonins besser zu erholen, zu regenerieren und zu reorganisieren vermag und deshalb nicht jene Verspannungen aufweist, die den Auslösern der Attacke gleichsam Tür und Tor öffnen. Der Effekt ist somit vergleichbar mit jenem von Entspannungsübungen, mit welchen manche Migränepatienten ihr Leiden in den Griff bekommen.

Zugegeben, dies sind subjektive Wahrnehmungen. Aber sie decken sich mit jenen mehrerer Gesprächspartner, die aufgrund einer kontinuierlichen Melatonin-Supplementation ähnliche Erfahrungen machten. Deshalb ist das vorliegende Bändchen nicht nur eine journalistische Aufbereitung eines aktuellen gesundheitsspezifischen Themas, sondern es ist über weite Strecken zugleich Zeugnis eigener Erkenntnisse und Erfahrungen.

Was ist und was bewirkt Melatonin?

Der in Europa vor allem als «Schlafhormon» bekannte natürliche Stoff Melatonin erfüllt im menschlichen Körper die Aufgabe, periodisch eine regenerative Ruhephase einzuleiten, zu unterstützen und zu steuern. Darüber hinaus bewirkt jedoch das von der Zirbeldrüse gebildete Hormon noch viel mehr – nämlich die Steuerung der somatischen Prozesse des Alterns, die Ausbalancierung und Reorganisation des hormonellen Systems, die Prävention von Krankheiten sowie die Förderung oder Reaktivierung von Potenz und Libido. Diese in der Alten Welt noch wenig bekannten Eigenschaften und Wirkungsbereiche von Melatonin machen den Stoff zum «Hormon der Hormone» und zu einem Lebenselixier par excellence.

In Europa wurde der Hormonstoff Melatonin vor allem dank seiner schlaffördernden Eigenschaften bekannt: Geschäftsleute, die häufig auf Interkontinentalflügen unterwegs waren, erkannten, dass sie mit der in den USA frei erhältlichen Substanz den gefürchteten Jetlag – die sich nach dem Überfliegen der Zeitzonen für mehrere Tage einstellende Müdigkeit – praktisch ausschalten konnten. Effektiv hat Melatonin die Fähigkeit, die Körperorgane in eine Ruhephase zu versetzen und so deren Erholung und Regeneration für den folgenden Tag zu gewährleisten.

Produziert wird Melatonin von der Zirbeldrüse – fachsprachlich Epiphyse genannt – einem kleinen, unscheinbaren Gewebeknäuel, der sich gleichsam im Zentrum des Kopfes, zwischen Hypothalamus und Kleinhirn befindet. Gesteuert wird die Melatonin-Produktion über den mit der Netzhaut des Auges verbundenen Sehnerv: Meldet dieser einbrechende Dunkelheit, so beginnt die Zirbeldrüse mit der Produktion des Hormons, dringt dagegen Licht ins Auge, so stellt sie diese Produktion wieder ein. Deshalb weist der Organismus während der Schlafphasen in der Regel einen hohen Melatoninpegel auf, der sich in der Wachphase rasch wieder abbaut.

Dies brachte denn auch einige Wissenschaftler, die diesem Sachverhalt auf die Spur kamen, dazu, Melatonin als «Schlafhormon» zu bezeichnen. Die namentlich bei älteren Leuten verbreitete Mühe mit dem Ein- und Durchschlafen lieferte dafür ein entscheidendes Indiz: Tatsächlich lässt die Produktivität der Zirbeldrüse im Alter stark nach und erreicht schliesslich nur noch einen Bruchteil des in jungen Jahren bestehenden Produktionsvolumens.

Eine polyvalente Regulierungssubstanz mit nicht weniger als fünf Hauptfunktionen

Allerdings erklärt dies noch nicht, weshalb auch junge Leute nach der Absolvierung von Interkontinentalflügen unter den Jetlags leiden und diese Beeinträchtigungen mit Hilfe von Melatonin-Supplementen praktisch beseitigen können. Anfänglich ging man davon aus, dass ein Plus an Melatonin die Regeneration fördert und dadurch einer raschen Erholung Vorschub leistet. Experimente förderten jedoch einen ganz anderen Sachverhalt zutage: Das von der Zirbeldrüse produzierte Melatonin ist nicht einfach ein Schlafhormon, sondern vielmehr eine Art polyvalente Regulierungssubstanz, die die «innere Uhr» neu einstellt. Und ausserdem dafür sorgt, dass auch der gesamte Hormonhaushalt des Menschen wieder ins Gleichgewicht kommt.

Sowohl die innere Uhr wie auch die Balance zwischen Schlaf- und Wachphasen und Teile des Hormonhaushalts werden beim Überfliegen der «grossen» Zeitzonen durcheinander gebracht. Melatonin hilft, diese zentralen Teile des «Betriebssystems» des menschlichen Körpers zu regenerieren und neu einzustellen. Dies ist auch der Grund dafür, weshalb Melatonin-Präparate in amerikanischen Passagierflugzeugen auf Interkontinentalflügen angeboten werden – gleichsam als «service après vente» für die Fluggäste.

Melatonin ist demzufolge nicht eine hormonale Substanz von vielen, sondern ein Stoff, der für den Körper entscheidende regulierende und regenerative Eigenschaften besitzt. Ausserdem ist Melatonin nicht einfach jenes «Schlafhormon», als das es – wie Spontanumfragen ergeben – noch immer mehrheitlich betrachtet wird. Sondern es ist eine Schlüsselsubstanz, ohne die der Körper wohl nicht sehr lange überleben kann. So haben Experimente mit Mäusen, welchen die Zirbeldrüse entfernt wurde, gezeigt, dass deren Lebenserwartung ohne Melatonin dramatisch sank. Umgekehrt hat man bei Kindern, die an einer so genannten «Progerie» – d.h. einer rasch voranschreitenden Vergreisung – leiden, ein nahezu vollständiges Melatonin-Defizit festgestellt.

Nach dem heutigen Wissensstand entfaltet Melatonin im menschlichen Körper nicht weniger als fünf Hauptaufgaben und -effekte. Diese sind zum Teil noch wenig erforscht, doch besteht Grund zur Annahme, dass diese nicht nur in ihren jeweiligen Einzelwirkungen, sondern vor allem auch in ihrem Zusammenspiel und in ihrer Vernetzung absolut lebenswichtige Aufgaben erfüllen. Im Einzelnen handelt es sich bei diesen Wirkungsbereichen um die Steuerung der Altersprozesse, die Steuerung von Schlaf und Regeneration, die Ausbalancierung und Reorganisation des hormonellen Systems, die Prävention von Krankheiten sowie die Förderung von Potenz und Libido.

Die Steuerung der Altersprozesse

Mit ihrem inzwischen berühmt gewordenen Mäuse-Experiment (welches im Beitrag «Die Mäuse des Dr. William Regelson» im Detail beschrieben wird) fanden die beiden Forscher Walter Piarpaoli und William Regelson heraus, dass die «Lebensuhr» nicht in der Hirnanhangdrüse (fachsprachlich Hypophyse) sitzt, wie dies lange Zeit angenommen wurde, sondern in der Zirbeldrüse. Allerdings können die durch diese Experimente entdeckten beiden Gleichungen

Optimale Zirbeldrüsen-Funktion und hoher Melatonin-Ausstoss
= hohe Lebenserwartung

Defiziente oder alte Zirbeldrüse mit geringer Melatonin-Produktion
= reduzierte (restliche) Lebenserwartung

nicht dahingehend interpretiert werden, dass Melatonin ein «Jugendhormon» sei, welches den Altersprozess auf geheimnisvolle Weise verzögert. Vielmehr sind die Vorgänge um einiges komplexer: Sie setzen sich nach bisherigen Erkenntnissen aus drei verschiedenen Wirkungsansätzen zusammen – nämlich:

Die allgemeine Regeneration der Zellen und Organe bewirkt, dass sich diese erholen und stärken können. Dadurch bleiben sie lange gesund und widerstandsfähig, was sich in der Summe der Effekte lebensverlängernd auswirkt. Ein anderer Wirkungsansatz ist die Erneuerung des Gewebes durch Zellteilung. Diese kann nur in einer bestimmten Schlafphase eingeleitet werden. Bei gestörtem Schlaf und schlechter Schlafqualität findet diese Teilung nicht oder nicht im erforderlichen Umfang und im richtigen Rhythmus statt. Dadurch reduzieren sich die Lebenserwartungen der betroffenen Organe und — wenn diese lebenswichtige Funktionen erfüllen – des ganzen Organismus'.

Wie rasch Gewebe und Organe altern, hängt aber in wesentlichem Masse auch von der hormonellen Steuerung ab. Melatonin hat die Eigenschaft, das Zusammenspiel der Hormone zu optimieren und Ungleichgewichte im Hormonhaushalt auszugleichen. Generell gilt: Je harmonischer die einzelnen Funktionen ablaufen, desto weniger kommt es zu Überbeanspruchungen, die das System schädigen können. Dabei verhält es sich ähnlich wie bei einem Automotor: Je ausgeglichener der Wagen gefahren wird, desto höher ist dessen Lebenserwartung. (Mehr zum Thema im Beitrag «Langes Leben in Gesundheit dank Melatonin?».)

Die Steuerung der Schlaf- und Regenerationsprozesse

Melatonin signalisiert dem Körper und seinen Organen, dass sie sich «zur Ruhe begeben» sollen. Will heissen: In eine niedrigere Frequenz schalten, in welcher die Prozesse langsamer ablaufen und die körperlichen Funktionseinheiten wie auch deren einzelne Komponenten sich erholen können. Auch hier bietet sich ein Vergleich mit technischen Systemen an: Wenn diese dauernd auf höchsten Tourenzahlen laufen, so werden sie früher oder später ermüden und einen Teil ihres Leistungsvermögens einbüssen. Ausserdem ist die Abnützung deutlich grösser, was sich negativ auf die Lebensdauer auswirkt. Gibt man ihnen jedoch Gelegenheit zu langsameren Phasen und bietet man zugleich einen harmonischen Rhythmus zwischen höheren und tieferen Beanspruchungen, so ist die Gesamtleistung zweifellos besser und die Lebensdauer länger.

Eine weitere Parallele zeigt sich bei Menschen, die dauernd schwere Arbeit leisten: Wegen der laufenden physischen Überbeanspruchung ist der Verschleiss sehr gross, was dazu führt, dass in entsprechenden Berufen die Invaliditätsrate hoch ist und die meisten ihrer Akteure vorzeitig in Rente gehen. Dasselbe gilt für den geistigen Bereich: Hier führen häufige oder dauernde Überbeanspruchungen – in diesem Falle spricht man eher von «Überforderungen» – dazu, dass die Betroffenen nach und nach in eine Depression rutschen oder von einem Burnout-Syndrom ereilt werden.

Deshalb sind im Zusammenhang mit dem Schlaf zwei Aspekte für die Befindlichkeit, die Widerstandsfähigkeit, die Spannkraft und die Lebenserwartung der Menschen essenziell: die Ruhephase und der Rhythmus der Schlaf- und Wachzustände. Verläuft die nächtliche Ruhephase harmonisch und ungestört, so vermittelt sie dem Menschen eine optimale Regeneration seiner Hirnzellen und seiner übrigen Körperorgane – und er erwacht am Morgen frisch gestärkt. Zugleich sorgt ein rhythmisches Gleichgewicht von Ruhe- und Aktivitätsphasen für die Vertiefung und Nachhaltigkeit der regenerativen Effekte. (Mehr zum Thema im Kapitel «Melatonin und Schlaf – ein Power-Tandem».)

Die Unterstützung von Stimmungsausgleich und Stressbewältigung

Die Fähigkeit des Melatonins, den Hormonhaushalt des Körpers zu regulieren und zu harmonisieren, kann auch einen sehr wesentlichen Beitrag zur Vermeidung von Stimmungsschwankungen und zu einer positiveren subjektiven Befindlichkeit leisten. Denn sowohl Stimmungsschwankungen wie auch die negativ wahrgenommenen Gefühle der Niedergeschlagenheit, der Unlust, der Antriebslosigkeit und auch der diffusen Beschwerden haben in der Regel mit einem unausgeglichenen Hormonhaushalt und Dissonanzen im hormonellen Steuerungssystem zu tun.

Eine andere Störung, die die Lebensqualität des Menschen schwer beeinträchtigen kann, ist Stress. Dieser kommt in der Regel durch einen psychischen Druck und/oder eine geistige Überforderung zustande, welchen sich die Betroffenen ausgesetzt sehen und gegen die sie sich nicht oder nicht in ausreichendem Masse zur Wehr setzen können. Stress hat nicht nur negative Auswirkungen auf Psyche und Körper – hier vor allem auf das Herz/Kreislauf-System –, sondern er provoziert durch das Gefühl der Hilflosigkeit weiteren Stress.

Melatonin wirkt in solchen Stress-Situationen ausgleichend – einerseits dadurch, dass es dämpfend auf die durch das Gefühl der Überforderung aktivierten Hormone einwirkt, anderseits durch die psychoregenerativen Kräfte, die es in der Ruhephase mobilisiert. Da Stress die Tendenz hat, sich auch auf den zwischenmenschlichen Bereich negativ und irritierend auszuwirken, werden die Belastungen für die Beteiligten zunächst weiter gesteigert, statt dass ihnen ein Ventil zum Spannungsabbau geboten wird. Gute Beziehungen können so aufs Spiel gesetzt und eine Abwärtsspirale eingeleitet werden, aus der sich manche ohne fremde Hilfe nicht mehr zu lösen vermögen. Eine auf die Bewältigung von Stress-Situationen gerichtete Melatonin-Supplementation vermag hier nicht nur ein höheres Mass an gesundheitlicher Sicherheit, sondern auch an Lebensqualität zu schaffen. (Siehe dazu unter anderem den Beitrag «Was tun bei Depressionen?»)

Die Prävention von Krankheiten

Die regulierenden Wirkungen, die der «Super-Hormonstoff» Melatonin auf den körperlichen Hormonhaushalt ausübt, wie auch dessen regenerative Effekte durch die Förderung eines erholsamen Schlafs haben insgesamt sehr starke gesundheitsfördernde Auswirkungen. Neben diesen indirekten hat Melatonin aber auch direkte positive Einflüsse, die der Prävention von Befindlichkeitsstörungen und Krankheiten dienen. Es sind dies insbesondere die Förderung des Immunsystems und des Metabolismus wie auch gewisse direkte Einflüsse auf krebsfördernde Hormone.

Ein intaktes Immunsystem ist das A und das O jeder gesundheitlich orientierten Prävention. Denn das körpereigene Abwehrsystem kann nicht nur von aussen in den Körper eindringende Krankheitskeime ausschalten, sondern es verfügt auch über die Fähigkeit, bereits befallene Zellen, die die Krankheit zum Ausbruch bringen und/oder weitertragen können, zu eliminieren. Umgekehrt können Funktionsstörungen des Immunsystems dazu führen, dass gesundes Körpergewebe angegriffen und zerstört wird. Man spricht in diesem Falle von «Autoimmunkrankheiten», welchen beispielsweise bestimmte Formen des arthritischen sowie des rheumatischen Formenkreises zuzurechnen sind.

Der Stoffwechsel wiederum sorgt dafür, dass alle Körperregionen in ausreichendem Masse mit Nähr- und Schutzstoffen versorgt werden können. Blockaden können dagegen auch bei guter Ernährung zu Versorgungsdefiziten führen. Durch seine multiplen Wirkungsansätze wirkt Melatonin auch positiv auf die Regulierung und Stimulierung des Immunsystems wie auch auf die Leistungsfähigkeit des metabolischen Systems ein.

Im Weiteren hat es sich herausgestellt, dass Melatonin dämpfend auf Hormone einwirken kann, welche die Fähigkeit besitzen, so genannt «schlafende» Krebszellen zu wecken und bereits bestehende Krebsgeschwüre zu schnellerem Wachstum anzuregen. Auch diese spezifisch protektiven und therapieunterstützenden Wirkungen des Melatonins werden in der Krebsforschung dokumentiert. Darüber hinaus besteht Grund zur Annahme, dass solche Wirkungen auch bei anderen Krankheitsformen aktiviert werden können. (Mehr dazu im Beitrag «Melatonin zur Krebsverhütung und Therapieunterstützung».)

Die Stärkung von Potenz und Libido

Die Reizüberflutung unserer Tage wie auch neuzeitliche Arbeits- und Organisationsformen sowie weitere Aspekte des modernen Lebens haben es offenbar mit sich gebracht, dass Probleme mit Potenz und Libido nicht nur für alternde Männer zum Thema geworden sind. Ganz allgemein scheint heute vielerorts die Musse zu fehlen, ein erfülltes Liebesleben zu führen. Dazu kommt – so jedenfalls suggeriert es eine Flut von Spam-Mails im Internet – eine Fixierung auf Penislänge und Geschlechtsakt-Performance bei einem beträchtlichen Verlust an Erotik.

Sildenafil – besser bekannt unter der Marke Viagra – ist zum Symbol geworden für eine Zeit, die den Stress vom Arbeitsplatz direkt auf den Liebesakt überträgt. Die Oberflächlichkeit in den Beziehungen ist nicht nur eine Folge des modernen Lebensstils, der offenbar manche überfordert, sondern zugleich Ausgangspunkt für weitere individual- und sozialpsychologische Probleme. Dabei ist allerdings zwischen zwei Arten solcher Probleme zu unterscheiden. Nämlich solchen, welche jüngere Personen und solche mittleren Alters ereilen, und solchen, die auf eine altersbedingte Dysfunktion zurückzuführen sind.

Im einen wie im anderen Fall könnte Melatonin eine interessante Hilfestellung bieten. Dies, weil der Stoff im Rahmen seiner Hormonhaushalt-Harmonisierung wie auch durch seine Stress abbauenden Eigenschaften Bedingungen schafft, die die somatischen und psychischen Blockaden mittelfristig zu mildern oder gar aufzuheben vermögen. Und die altersbedingten Potenzprobleme, die sich – wie verschiedene Indizien und Aussagen von Betroffenen anzeigen – durch Melatonin-Supplemente wenigstens teilweise kompensieren lassen, sind per se ein Hinweis dafür, dass abnehmende Melatonin-Produktion und reduzierte erektile Leistungen in einem zumindest indirekten Zusammenhang stehen. In dieser Funktion kommt übrigens als weitere Komponente auch der «Jungbrunnen-Effekt» des Melatonins zum Tragen. (Siehe dazu auch den Beitrag «Melatonin zur Förderung von Potenz und Libido».)

Melatonin gegen Migräne-Attacken

Wie der Autor selbst machen auch zahlreiche andere Migräne-Patienten die Erfahrung, dass sich ihre Migräne-Attacken stark zurückbilden oder gänzlich ausbleiben, wenn sie regelmässig Melatonin zu sich nehmen. Diese für die meisten überraschende und erwünschte Nebenwirkung des Melatonins erklärt sich aus der Fähigkeit der Substanz, den Hormonhaushalt ins Lot zu bringen. Ausserdem hilft auch der unter dem Einfluss einer Melatonin-Supplementation optimierte Schlaf-Wach-Rhythmus mit, eine Reihe bekannter Migräne-Auslöser – wie z. B. hormonelle Veränderungen, Stress und Schlafmangel – zu entschärfen.

Tatsächlich hat die Migräne-Forschung ergeben, dass ein ausgeglichener Hormonhaushalt und ein geordneter Lebensrhythmus entscheidende Faktoren einer gezielten Migräne-Bekämpfung sind. Insbesondere hat es sich gezeigt, dass Migräne-Attacken vor allem dann auftreten, wenn mehrere auslösende Faktoren zusammentreffen, wobei fast immer – direkt oder indirekt – Hormone mit im Spiel sind.

Durch eine regelmässige Melatonin-Einnahme können die rhythmischen Faktoren im limbischen System so weit beeinflusst werden, dass Spitzen und Übersteuerungs-Signale weitgehend ausbleiben. Melatonin übt somit auf den Körper eine Art disziplinierenden Einfluss aus: Was sonst etwas unstete Lebensgewohnheiten, verschiedene Stressfaktoren und ein unausgeglichener Schlafrhythmus auslösen und in der Migräne ihren Niederschlag finden, wird sanft nivelliert.

Damit hilft Melatonin nicht nur bei der Ausschaltung von Migräne-Auslösern mit, sondern entfaltet zugleich eine schützende Wirkung vor anderen Angriffen auf die menschliche Gesundheit. Denn die häufig kolportierte Behauptung, wonach Migräne ein isoliertes Phänomen darstelle und kein Indikator für irgendwelche schlummernden Krankheiten sei, stimmt nur sehr bedingt: Die gleichen Störfaktoren, die an der Auslösung einer Migräne beteiligt sind, können auf die Dauer auch verschiedene andere Krankheiten provozieren oder deren Verlauf negativ beeinflussen.

Alles in allem: Ein Indiz mehr für die gleichsam omni-präventive Wirkung, die durch eine konsequente und kontinuierliche Melatonin-Supplementation im menschlichen Körper zur Entfaltung gebracht werden kann.

Melatonin zur Förderung von Potenz und Libido

Die Herstellung einer Verbindung zwischen Melatonin und Sex mag auf den ersten Blick etwas befremden. Dies umso mehr, als hinreichend bekannt sein dürfte, dass Schläfrigkeit und Schlaf die Feinde des Beischlafs sind. Umso erstaunlicher deshalb, was die beiden Pioniere der Melatonin-Forschung, Walter Pierpaoli und William Regelson, in diesem Zusammenhang herausgefunden haben – nämlich: Dass Melatonin die Eigenschaft besitzt, im Rahmen der Regulierung des Hormonhaushalts auch den Status der Sexualhormone günstig zu beeinflussen. Konkret: Unter dem Einfluss eines hohen Melatonin-Spiegels entwickeln sich Libido und Potenz in positivem Sinne, während sich umgekehrt lust- und potenzhemmende Faktoren wie Stress und Versagensangst zurückbilden.

Die ersten Indizien für eine enge Verbindung zwischen Melatonin und Sexualleben erhielten die beiden Forscher durch ein Experiment mit älteren Mäusen: Reicherten Sie das Trinkwasser der Versuchstiere mit Melatonin an, so zeigten die Eierstöcke der weiblichen Tiere nicht die üblicherweise mit dem fortschreitenden Altersprozess einhergehende Schrumpfungstendenz. Vielmehr blieben diese auch im Alter von zwei Jahren (was über 70 Jahren bei der Spezies Mensch entspricht) in voller Grösse erhalten und voll funktionsfähig. Parallel dazu wiesen auch die Hoden der männlichen Tiere im gleichen Alter keine Zeichen einer Schrumpfung auf. Zugleich blieben sowohl die männlichen wie auch die weiblichen Tiere sexuell aktiv.

In diesem Zusammenhang ist es wichtig zu wissen, dass auch beim Menschen nicht nur die Entwicklung der Sexualorgane, sondern auch die Libido und die Potenz einer hormonellen Steuerung unterliegen – wobei der Rhythmus offensichtlich eine wichtige Rolle spielt. Wird der Hormonspiegel nachts dank der Melatonin-Produktion oder -Zufuhr ausgeglichen und zugleich auf ein jugendliches Niveau gebracht, so beeinflusst dies auch die erotische Komponente der menschlichen Aktivitäten nachhaltig. Dies vor allem im Alter, wenn der Körper etwas träger funktioniert, der Hormonspiegel kontinuierlich sinkt und hemmende Faktoren wie gesundheitliche Beschwerden immer schlechter kompensiert werden können.

Und noch eine wesentliche Entdeckung machten Pierpaoli und andere Altersforscher: Das Nachlassen des sexuellen Drangs im Alter verläuft parallel zum Melatoninspiegel der Betroffenen. Sexuell aktive Senioren weisen denn auch einen hohen Melatoninspiegel auf, während jene, aus deren Leben sich die Libido bereits weitgehend verabschiedet hat, nur noch geringe Melatoninwerte erreichen.

Wie verhält es sich nun aber mit der Prostata? Aus der verbreiteten Behandlung alternder Männer mit dem Sexualhormon Testosteron zur Erhaltung oder zur Wiedererlangung ihres sexuellen Verlangens ist bekannt, dass die erwünschten Wirkungen dieser Massnahme mit einem erhöhten Prostatakrebs-Risiko erkauft werden müssen. Um nun herauszufinden, ob die Aufnahme zusätzlichen Melatonins mit einem ähnlichen Risiko verbunden sein könnte, entfernte Pierpaoli bei männlichen Mäusen die Zirbeldrüse – einerseits mit dem erwarteten Resultat, dass die Melatonin-Produktion ausblieb, anderseits mit dem eher überraschenden Ergebnis, dass die Prostata der Versuchstiere in der Folge stark anschwoll. Als diesen Tieren mit dem Trinkwasser Melatonin verabreicht wurde, bildete sich deren Prostata wieder auf die ursprüngliche Grösse zurück.

Ein anderer Aspekt, der sich bei Betrachtungen über Potenz und Libido aufdrängt, ist die Frage der erektilen Dysfunktion. Dabei handelt es sich um die zumeist altersbedingte Muskelentspannung in den Schwellkörpern, die einer raschen und starken Versteifung des Glieds im Wege steht. Die Mittel der Wahl zur Lösung dieser Blockaden sind Sildenafil (Viagra) und verwandte Präparate. Diese sind allerdings – wie die meisten selektiv wirkenden Medikamente – mit gewissen Nebenwirkungen behaftet. Die Frage stellt sich deshalb, ob Melatonin einen Ersatz darstellen könnte.

Auch darüber gibt es noch kaum wissenschaftliche Untersuchungen, doch sind gewisse Analogien nicht zu übersehen: Da ist einmal die Tatsache, dass ein höherer Melatoninspiegel gewisse altersbedingte Entwicklungen verlangsamt oder gar rückgängig macht. Danach müsste sich Melatonin bei längerer Einnahme auch positiv auf die Fähigkeit zur Muskel-Relaxation in den Schwellkörpern auswirken. Dazu kommt, dass eine höhere Reagibilität des hormonellen Systems auch Einfluss auf entsprechende Vorgänge im sexuellen Bereich haben dürfte, zumal Melatonin ja auch die männlichen und die weiblichen Sexualhormone steuert.

Zu bedenken ist im Weiteren, dass bei Potenzproblemen die Blockade häufig im Hirn sitzt und dass die – oft vorschnell diagnostizierte – erektile Dysfunktion möglicherweise gar in der Mehrzahl der Fälle nur eine von mindestens zwei Konditionen darstellt, die für das Ausleben der sexuellen Bedürfnisse erfüllt sein müssen. Mit Sildenafil kann jedoch nur die zweite, funktionale der beiden Komponenten beeinflusst werden – die sexuelle Stimulation muss nach wie vor von den Betroffenen selbst kommen.

Hier liegt denn auch das primäre Einsatzgebiet für Melatonin. Tatsächlich können auf Stress, Versagensängste und andere Faktoren zurückzuführende Potenzschwierigkeiten durch einen jugendlichen Melatoninspiegel beseitigt oder zumindest gemildert werden. Hinzu kommt, dass es für stimmungsvolle erotische Erlebnisse in der Regel zwei braucht. Bei der Frau jedoch hat sich Sildenafil als praktisch wirkungslos erwiesen, da hier die funktionalen Probleme ganz anders gelagert sind. Im Bereich der Libido indessen wirkt Melatonin bei Mann und Frau gleichermassen.

Es erscheint deshalb sinnvoll, im Falle von Potenzproblemen ab dem 50. Lebensjahr primär die Wirkungsoptionen von Melatonin zu prüfen. (Siehe dazu auch die entsprechende Notiz im Kapitel «Dosierung und Einnahme von Melatonin».) Sollte es sich in der Folge erweisen, dass tatsächlich eine hochgradige erektile Dysfunktion vorliegt, die durch eine Supplementation mit Melatonin keine ausreichende Besserung zeigt, so kann in einer zweiten Stufe durchaus – und parallel zur Melatonin-Supplementation – eine Behandlung mit Sildenafil ins Auge gefasst werden. Dieses Vorgehen bietet nicht nur den Vorteil eines niedrigeren Risikos, sondern auch geringerer Kosten.

Wenn das Sandmännchen nicht kommt ...

Obwohl der Wirkungsbereich von Melatonin beträchtlich über die Funktionen eines sanften Supplements zur Förderung eines normalen Schlafverhaltens bei Schlafstörungen und Jetlag hinausreicht, liegt hier doch seine bekannteste und derzeit wohl auch dominierende Nutzanwendung. Es erscheint deshalb sinnvoll und angebracht, sich zunächst ganz grundsätzlich mit den Bedingungen und dem Nutzen eines gesunden Schlafs auseinanderzusetzen. Denn ein guter Schlaf beschert dem Körper – und insbesondere dem Gehirn – nicht nur eine Zeit der Ruhe, sondern zugleich eine effiziente Regeneration: Durch das Abtauchen in einen anderen, weit langsameren Rhythmus können sich die Zellen erholen und so gleichsam auf den nächsten Leistungsschub vorbereiten. Chronische Schlafstörungen stellen diesen regenerativen Effekt teilweise in Frage. Sie bewirken bei den Betroffenen nicht nur eine raschere Ermüdung, sondern sie können auch die Anfälligkeit für Krankheiten erhöhen und – wie die Untersuchungen amerikanischer Forscher vermuten lassen – die Lebenserwartung schmälern. Schlafprobleme sind deshalb ernst zu nehmen.

Rund ein Drittel seines Lebens verbringt der Mensch mit Schlafen. Früheren Generationen war der Schlaf heilig; man betrachtete ihn als ein Geschenk Gottes, aus dem man neue Kraft und neuen Lebensmut schöpfen konnte. Mehrere alte Sprichworte und Redensarten bringen diese Wertschätzung der Nachtruhe deutlich zum Ausdruck. Erst die moderne Gesellschaft mit ihren oft hektischen Lebensformen brachte viele Leute dazu, den Schlaf als Zeitverschwendung zu betrachten: Die Ruhelosigkeit unserer Zeit bescherte dem Schlaf ein schlechtes Image.

Sehr zu Unrecht, wie Schlafforscher und Schlaftherapeuten einhellig bestätigen. Denn nach wie vor verschafft uns ein gesunder Schlaf den nötigen Ausgleich zu den Strapazen des Tages und eine Regeneration der körperlichen Organe. Wer zu wenig schläft, setzt sich dem Risiko aus, dass er tagsüber von der Müdigkeit eingeholt wird und plötzlich in Orpheus' Gefilde abtaucht; am Arbeitsplatz, im Konzert- oder Kongresssaal oder – als wohl schlechteste Variante – am Steuer seines Autos.

Über lange Zeit angestaute Schlafmankos haben indessen noch andere Folgen: Wenn sich die Organe seines Körpers nicht richtig regenerieren können, geht der Mensch ein erhöhtes Gesundheitsrisiko ein und läuft ausserdem Gefahr, rascher zu altern. Denn ungenügend regenerierte Organe sind nicht nur anfälliger auf Krankheitskeime und Überbeanspruchungen aller Art, sondern sie bauen sich auch rascher ab.

Eine entscheidende Komponente der körperlichen Regeneration ist die Erneuerung der Zellen durch Teilung. Forscher haben schon vor langer Zeit herausgefunden, dass diese Zellteilung sich in Ruhephasen vollzieht. Die moderne Melatonin-Forschung liefert dafür die Bestätigung: Unter dem Einfluss dieses «Schlaf-Hormons» wird die Zell-Reproduktion in Gang gesetzt, bei einem Melatonin-Manko dagegen – welches in der Regel auch mit einem Schlaf-Manko verbunden ist – unterbleibt diese. Dies heisst nun nicht etwa, dass die Zellen einfach älter werden, wenn ihre Reproduktion verhindert wird, sondern es bedeutet, dass sie geschwächt und anfällig werden für Krankheiten und dass sie schliesslich absterben, ohne sich reproduziert zu haben.

Deshalb ist ein guter Schlaf gleichzusetzen mit einer guten Regeneration und einer gesunden Reproduktion der Körperzellen. Was zugleich bedeutet, dass auf eine gute Schlafqualität achten sollte, wer ein hohes Alter in Gesundheit anstrebt. Oder anders ausgedrückt: Praktisches Anti-Aging beginnt mit einem guten und ungestörten Schlaf.

Der Schlaf läuft in verschiedenen Phasen ab …

Nun hat jedoch «Schlaf» nicht bloss eine quantitative Dimension – vielmehr ist zwischen verschiedenen Schlafphasen zu unterscheiden, die für die körperliche und die seelische Regeneration von unterschiedlicher Qualität sind. Konkret besteht ein Schlaf aus den folgenden Phasen:

● Der **Wachphase,** in der man sich auf den Schlaf einstellt: durch ruhiges Liegen, langsame Atmung, Schliessen der Augen etc.

● Das **Einschlafstadium:** Eine Zwischenphase, in der man zwar noch nicht schläft, aber bereits dem Schlaf «entgegendämmert».

● Dem **Schlafstadium II** – einem ersten, leichten Schlaf, der seinerseits ein Übergangszustand zu den Tiefschlafstadien und zum REM-Schlaf darstellt.

● Die **Tiefschlaf- oder Deltaschlafstadien III und IV.** Aus der Sicht der Schlafforschung sind diese Schlafphasen die wertvollsten für die körperliche Regeneration.

- Der **REM-Schlaf.** Dies ist die eigentliche Traumphase, die nach Auffassung eines Grossteils der Schlafforscher namentlich der psychischen Regeneration dient. Weitere Merkmale sind die raschen Bewegungen der Augen, die erhöhte Mobilität der Schlafenden und die Entspannung ihrer Muskeln.

Die einzelnen Schlafphasen verlaufen treppenförmig und in Zyklen, d. h. in einem mehrmaligen Auf und Ab: Zunächst sinkt man über die einzelnen Stadien bis in die Tiefschlafphase, steigt dann wieder auf ins Schlafstadium II, dann in die REM-Phase, sinkt anschliessend wiederum zurück ins Stadium II und anschliessend in die Tiefschlafphase und so fort ...

Die REM-Phasen wiederholen sich in einem Rhythmus von ca. 90 Minuten. Der REM-Anteil an der ganzen Schlafdauer beträgt ca. 20 bis 30 Prozent, auf die übrigen vier Stadien entfallen 70 bis 80 Prozent. Der Tiefschlaf-Anteil ist im ersten Schlafzyklus am grössten; danach verkürzt er sich mit jedem neuen Zyklus. Darauf stützt sich auch die im Volksmund überlieferte Behauptung, der Vormitternachtsschlaf sei der gesündeste.

Entscheidende Erholungsphase für das Gehirn

Die wichtigste Funktion erfüllt der regenerative Schlaf für das menschliche Gehirn: Während die übrigen Organe des Körpers sich auch in einer Ruhephase im Wachzustand erholen können, ist das Hirn zwingend auf den Tiefschlaf angewiesen, um sich regenerieren zu können. Unzählige Fehlleistungen und zahlreiche Fälle so genannten «menschlichen Versagens» sind darauf zurückzuführen, dass das Gehirn der betroffenen Menschen sich nicht richtig zu erholen vermochte.

Im Weiteren liegt die Vermutung nahe, dass degenerative Erscheinungen in der geistigen Leistungsfähigkeit ebenfalls durch den Umstand begünstigt werden, dass sich das Gehirn nicht ausreichend zu erholen vermag. Denn auch für die Gehirnfunktionen gilt: Je stärker das Organ geschwächt ist und je weiter der Abbauprozess voranschreitet, desto anfälliger werden die einzelnen Hirnregionen für Krankheiten und Störungen aller Art.

Auch daraus erhellt, dass der Schlaf für die Gesundheit und das Wohlbefinden des Menschen eine zentrale Rolle spielt. Und daraus erklärt sich auch, weshalb Menschen, die von Schlafarmut, Schlaflosigkeit oder anderen Formen von Schlafstörungen betroffen sind, diese Erscheinungen zumeist nicht auf die leichte Schulter nehmen. Trotz des bescheidenen Ansehens, welches der Schlaf in der heutigen Gesellschaft geniesst, nehmen diese Personen emotional wahr, dass sie dagegen etwas unternehmen müssten – aber was?

Ursachen gestörten Schlafs ...

Wer von Schlafstörungen geplagt wird, sollte sich zunächst einmal über die Ursachen Klarheit zu verschaffen suchen, die diesen Problemen zugrunde liegen könnten. Und davon gibt es immerhin eine ganze Reihe. Hier kurz die wichtigsten:

- **Neurologische Störungen:** Die Beeinträchtigung des Gehirns und des zentralen Nervensystems durch Krankheit oder Unfall löst sehr häufig auch Schlafstörungen aus. Diese sind zumeist jedoch nur Begleiterscheinungen ungleich schwerer wiegender gesundheitlicher Probleme.

- **Psychische Belastungen:** Betroffen sind namentlich Personen, die ihre privaten und geschäftlichen Sorgen «mit ins Bett nehmen». Das Wälzen dieser Probleme hindert sie in der Folge am Einschlafen – und die Feststellung, dass sie darob nicht schlafen können, veranlasst sie, sich noch tiefer mit all jenen Problemen zu beschäftigen, die sie letztlich gar nicht zu lösen vermögen. Ein fataler Kreislauf sozusagen.

- **Stress:** Eine spezielle Form der psychischen Belastungen stellen jene geistigen und seelischen Überforderungen dar, für die die Amerikaner den Begriff «Stress» geprägt haben: Termindruck, Probleme mit Vorgesetzten, Kollegen und Untergebenen, kaum zu erfüllende gesellschaftliche und familiäre Verpflichtungen. Kurz: Probleme, welche die Betroffenen nicht die zu einem gesunden Schlaf erforderliche innere Ruhe finden lassen. Zu Unrecht übrigens wird Stress meist mit dem Arbeitsplatz assoziiert. Überforderungen im privaten Umfeld – hervorgerufen durch Beziehungsprobleme oder so genannte «Beziehungskisten», durch familiäre Probleme mit Frau, Kindern und Senioren, ja selbst durch freiwillig eingegangene Verpflichtungen im Freizeitbereich – können Geist und Körper ebenfalls extrem stark strapazieren.

- **Drogen:** Darunter sind weniger die «harten Drogen» zu verstehen – bei deren Konsum Schlafstörungen noch das geringste aller Übel darstellen – als vielmehr jene Genussmittel, deren Überkonsum oder

Konsum zur Unzeit zu gesundheitlichen Problemen führen kann – so namentlich Alkohol und Tabak. Der vielerorts zur Tradition gehörende «Schlummertrunk» in Form alkoholischer Getränke hat häufig zur Folge, dass sich der Schlaf lange Zeit nicht einstellen will. Auch starkes Rauchen ist einem gesunden Schlaf nicht förderlich. Beim letzteren kann nicht nur ein übermässiger Konsum, sondern auch ein Entzug zu beträchtlichen Schlafstörungen führen. Zu den schlafhemmenden Drogen zählt aber auch eine ganze Reihe von Medikamenten – vor allem dann, wenn bei ihrer Einnahme nicht auf die «innere Uhr» geachtet wird.

- **Ernährung:** Ein Faktor, dem bei der Beurteilung von Schlafstörungen noch immer viel zu geringe Bedeutung beigemessen wird, ist die Ernährung. Tatsächlich können einseitige Ernährungsweisen oder ein falsches Timing – wie beispielsweise schwere Speisen kurz vor dem Zubettgehen – zu einer Überbelastung des Magen-Darm-Traktes führen und sich so sehr negativ auf die Qualität des Schlafs auswirken. Im Vordergrund steht dabei namentlich das chronische Säure/Basen-Ungleichgewicht, welches – entgegen einer weit verbreiteten Meinung – nicht nur Magenkrämpfe und saures Aufstossen, sondern auch ernsthafte Beeinträchtigungen des Stoffwechsels nach sich ziehen kann.

- **Hormonelle Ursachen:** Ein Aspekt, dem hierzulande noch kaum Beachtung geschenkt wird, ist die nachlassende Funktion der Zirbeldrüse. Diese produziert – wie bereits an anderer Stelle dargelegt – das Hormon Melatonin, welches dank seiner dämpfenden Eigenschaften auch als «Schlafhormon» bezeichnet wird. In der zweiten Lebenshälfte bildet sich die Melatonin-Produktion der Zirbeldrüse stark zurück. Es ist deshalb kein Zufall, dass viele ältere Leute über zunehmende Schlafprobleme klagen, obwohl sie sich psychisch und physisch gesund fühlen. Umgekehrt trägt die abnehmende Melatonin-Produktion auch zum körperlichen Verfall im Alter bei.

- **Umgebung:** Häufig liegen die Ursachen der Schlafprobleme aber auch im Umfeld der Betroffenen: Störgeräusche aus der näheren und ferneren Umgebung, Schnarchgeräusche des Partners, ungenügende Abdunkelung der Schlafräume, elektromagnetische Strahlungen von Leitungen und Geräten sowie andere Faktoren können bewirken, dass der Schlafrhythmus erheblich gestört und die Qualität der Schlafphasen beeinträchtigt werden.

● **Schnarchen:** Bei der Beurteilung der Schlafqualität fällt dem Schnarchen – nicht jenem des Partners wohlverstanden, über das wir uns unter dem Stichwort «Umgebung» bereits geäussert haben, sondern dem eigenen – eine Sonderstellung zu. Die Schnarchgeräusche werden in der Regel dadurch ausgelöst, dass die Muskeln im Rachenraum stark erschlaffen. Dadurch werden die Luftwege verengt und die Atmung erschwert. Das Einatmen der Luft unter diesen ungünstigen Umständen lässt die Rachenwände erbeben und ruft die bekannten Schnarchgeräusche hervor. Diese können bisweilen so laut werden, dass der Schall Türen und Wände durchdringt und Personen in benachbarten Räumen stört. Gelegentliches Schnarchen – das sich z.B. bei falscher Schlaflage oder nach einem zu reichlichen «Abendschoppen» einstellen kann – ist meist harmlos. Wenn sich jedoch die Geräusche verstetigen, so können die Schlafqualität und insbesondere der Erholungswert des Schlafs massiv beeinträchtigt werden.

● **Schlafapnoe:** Im Gegensatz zum gelegentlichen, harmlosen Schnarchen gibt ein häufiges und heftiges Schnarchen zu ernsthafter Besorgnis Anlass – besonders dann, wenn die Schnarchgeräusche häufig unterbrochen werden und danach wieder voll einsetzen. Fühlen sich diese chronischen Schnarcher am Morgen nicht erholt und kommt es tagsüber häufig zu so genannter «Tagesschläfrigkeit», so besteht Verdacht auf eine Obstruktive Schlafapnoe. Dabei werden die Luftwege vorübergehend verschlossen und erst nach kurzem, von den Betroffenen meist nicht wahrgenommenem Erwachen wieder geöffnet. Während dieser kurzen Atemstillstände wird die Lunge von der Luftzufuhr abgeschnitten – was bedeutet, dass es zu häufigen Unterversorgungen des Gewebes mit dem für die Zellen lebenswichtigen Sauerstoff kommt. Davon werden vor allem Hirn und Herz betroffen, wobei letzteres darauf häufig mit Rhythmusstörungen reagiert.

... und Massnahmen zu deren Beseitigung

Wer seine chronischen Schlafprobleme in den Griff bekommen will, tut also gut daran, deren Ursachen auf den Grund zu gehen. Dies sollte aufgrund des hier aufgegliederten Ursachenkatalogs in den meisten Fällen ohne fremde Hilfe möglich sein. Als Lösungsansätze bieten sich – wiederum ursachenspezifisch gegliedert – die folgenden Massnahmen und Vorkehrungen an:

- **Neurologische Störungen:** Hier kann eine Problemlösung praktisch nur von einer Behandlung der Ursachen erwartet werden. Allenfalls können Melatonin und bestimmte psychoaktive Substanzen eine unterstützende Wirkung entfalten. In jedem Falle sollte jedoch eine Medikation nicht ohne Konsultation und Einverständnis des behandelnden Arztes erfolgen.

- **Psychische Belastungen:** Gegen psychische Belastungen, die auf die Moral drücken und in eine gewisse Niedergeschlagenheit münden, hilft vor allem Johanniskraut. Äussern sich die Belastungen dagegen in starker Nervosität, so können Extrakte aus der Baldrianwurzel für Beruhigung sorgen. Personen, die das 30. Lebensjahr überschritten haben, können ausserdem versuchen, die entsprechenden Wirkstoffe mit Melatonin zu kombinieren. Denn psychische Belastungen und Unterfunktionen der Zirbeldrüse gehen oft Hand in Hand. Bei der Medikation sollte stets mit dem ursachenspezifischen Mittel – d.h. mit Johanniskraut oder Baldrian – begonnen und das Melatonin später als Supplement dazudosiert werden.

- **Stress:** Gegen die spezifischen Ausprägungen von Stress helfen vor allem Extrakte aus der südpazifischen Rauschpfeffer-Pflanze. Auch dieser Wirkstoff kann bei Bedarf mit Melatonin kombiniert werden. Vorsicht ist jedoch bei Depressionen geboten, da diese durch den Rauschpfeffer noch verstärkt werden können. Leider ist jedoch Rauschpfeffer oder Kava-Kava in vielen Ländern einer eigentlichen Rufmord-Kampagne zum Opfer gefallen. Trotz überzeugender Untersuchungsresultate, die der Substanz eine hohe Anwendungssicherheit und kaum Nebenwirkungen attestieren, haben es der Naturmedizin abgeneigte Kreise fertig gebracht, Kava-Kava-Extrakten eine hepatotoxische – d.h. die Leber vergiftende – Wirkung zu unterstellen. Mehrere Gesundheitsbehörden haben deshalb den Vertrieb von Kava-Kava-Präparaten verboten. Das Supplement ist jedoch namentlich in den USA nach wie vor erhältlich.

- **Drogen:** Entlastung wird vor allem durch den Verzicht auf den alkoholischen Schlummerbecher und die «Gute-Nacht-Zigarre» erreicht. Starke Raucher sollten ausserdem ihre Vitaminverluste ausgleichen und die negative Wirkung der mit dem Rauch zugeführten Oxidantien bekämpfen. Sie tun dies am besten mit der regelmässigen Einnahme von Vitamin A, B und C sowie von Kalzium und Zink. Im Weiteren ist darauf zu achten, dass tonisierende und den Kreislauf anregende Medikamente – mit Ausnahme von solchen mit stark verzögerter Wirkstofffreigabe – nicht am Abend, sondern am Morgen oder Mittag eingenommen werden sollten.

● **Ernährung:** Magendrücken, Blähungen und saures Aufstossen während der Nacht lassen sich zumeist durch einen Verzicht auf die Einnahme schwerer Speisen am Abend und schwer verdaulicher «Bettmümpfeli» bzw. «Betthupferl» vermeiden. Lassen sich solche Vorkommnisse aus gesellschaftlichen Gründen oder wegen übermächtiger Gelüste nicht ausschliessen, dann sollte wenigstens zu einem Antacidum – wie beispielsweise Calciumkarbonat – gegriffen werden, welches das Säure/Basen-Verhältnis ins Gleichgewicht bringt. Im gleichen Sinne können auch Chitosan-Präparate verwendet werden, welche ausserdem als verdauungsfördernde Ballaststoffe dienen.

● **Hormon-Defizit:** Wo eine Unterfunktion der Zirbeldrüse die Haupt- oder Nebenursache einer chronischen Schlafstörung bildet – und das ist bei den meisten Betroffenen über 60 der Fall – kann das Defizit mit synthetisiertem Melatonin ausgeglichen werden. Die Dosierung richtet sich dabei nach Alter und individuellem Bedürfnis.

● **Umgebung:** Hier hilft in der Regel nur eine Beseitigung der Ursachen, wie: Elektrogeräte mit starker Abstrahlung vom Netz trennen, Vorkehrungen zur Verdunkelung des Raumes, Vermeidung störender Geräusche und geräuschabsorbierende Einrichtungen für aktiv nicht beeinflussbare Geräusche. Und schliesslich: Vorkehrungen gegen eigene Schnarchgeräusche und solche des Partners, wie sie in den beiden folgenden Abschnitten behandelt werden.

● **Schnarchen:** Häufiges, aber harmloses Schnarchen lässt sich oftmals durch ein vernünftiges Essverhalten vermeiden: Wer vor dem Schlafengehen noch etwas isst oder etwas anderes trinkt als reines, stilles Wasser, trägt in der Regel ein grösseres Schnarchrisiko als Leute, die auf solch späte Nahrungs- und Flüssigkeitsaufnahme verzichten. Schnarchen wird übrigens nicht nur durch eine schlaffe Gaumenmuskulatur, sondern auch durch trockene Gaumen-Schleimhäute begünstigt. Gegen diese Erscheinungen können Produkte aus ätherischen Ölen helfen, die sowohl zur Feuchthaltung der Schleimhäute wie auch zur Straffung der Muskulatur des Gaumens beitragen.

- **Schlafapnoe:** Wo Verdacht auf eine obstruktive Schlafapnoe besteht, sollte gehandelt werden – und zwar durch den Gang zu einem HNO-Arzt oder einem Schlaf-Spezialisten, der den Ursachen der Atemstillstände auf den Grund gehen kann und der in der Lage ist, die erforderlichen Gegenmassnahmen zu treffen. Diese können in einer Operation zur Öffnung eines zu engen Rachenraums, einer Spange zur Offenhaltung der Nase und/oder des Rachens in der nächtlichen Versorgung der Patienten mit Sauerstoff bestehen.

Werden diese Empfehlungen konsequent befolgt, so dürften sich die meisten Schlafprobleme früher oder später beseitigen oder zumindest auf ein erträgliches Mass reduzieren lassen. Das ist umso wichtiger, als die Bedeutung des Schlafs für unser körperliches und geistiges Wohlbefinden wie auch für intakte Aussichten auf eine gute Gesundheit bis ins hohe Alter nicht zu unterschätzen ist. Und umso weniger sollte man sich anderseits dazu verleiten lassen, Schlafprobleme mit benzodiazepinhaltigen Schlafmitteln – die paradoxerweise im Gegensatz zum unbedenklichen Melatonin frei erhältlich sind – zu behandeln, denn diese können im Endeffekt weitaus mehr Probleme verursachen als sie zu lösen imstande sind.

Die essenzielle Bedeutung des Schlafs

Wer einen Computer besitzt, kennt das System der Software-Regeneration: Wird der Computer heruntergefahren und danach neu gestartet, dann organisiert sich die Software neu: «Datenmüll», der sich im Laufe der Systemnutzung angesammelt hat und die Funktion des Systems mehr und mehr beeinträchtigt, wird beseitigt und die Grundeinstellungen werden erneuert. Das System gewinnt dadurch seine ursprüngliche Funktionalität und Leistungsfähigkeit zurück.

Etwas Ähnliches geschieht während einer ungestörten und ausreichend langen Schlafphase, die vor allem für die Hirnzellen von ausschlaggebender Bedeutung ist: Das Gehirn wird gleichsam einer Reorganisation unterworfen und beginnt den neuen Tag in ursprünglicher Frische. Zugleich werden die meisten anderen Körperorgane bis auf ihre Grundfunktionen in Ruhestellung versetzt und können dadurch neue Kraft schöpfen. Und schliesslich werden die Zellen in dieser Phase in die Lage versetzt, sich durch Teilung zu reproduzieren, wodurch sich das Gewebe zu erneuern vermag.

Die zentrale Bedeutung des Schlafs erhellt auch daraus, dass systematischer Schlafentzug als Foltermethode eingesetzt wird: Menschen, die nicht mehr schlafen können, verlieren zunehmend ihre Lebensenergie und mutieren nach und nach zu willenlosen Geschöpfen.

Melatonin und Schlaf – ein Power-Tandem

Das wohlbekannte Bibelwort «Den Seinen gibt's der Herr im Schlafe» (Psalm 127.2) enthält eine tiefe Wahrheit, die erst gegen Ende des vergangenen Jahrtausends ans Licht kam – nämlich mit den grundlegenden Arbeiten der beiden Forscher Walter Pierpaoli und William Regelson über die menschliche Zirbeldrüse und den von dieser gebildeten Hormonstoff Melatonin. Tatsächlich wirken Schlaf und Melatonin wie eine Art Jung- und Gesundbrunnen, der das «Betriebssystem» des Menschen über Nacht restituiert und Geist wie Körper fit macht für den nächsten Tag. Die Melatonin-Produktion der Zirbeldrüse bildet sich mit fortschreitendem Alter immer mehr zurück; deshalb sind Schlafprobleme vor allem bei der älteren Bevölkerung verbreitet. Eine Kompensation der Melatonin-Defizite durch entsprechende Supplemente – die bei Bedarf mit anderen natürlichen Mitteln kombiniert werden können – hat deshalb nicht nur positive Auswirkungen auf die Schlafqualität, sondern auch auf Spannkraft, geistige Präsenz und Gesundheit.

Einschlaf- und Durchschlafstörungen zählen in Mitteleuropa zu den häufigsten Beschwerden von Personen, die einen Arzt aufsuchen. Rund die Hälfte dieser Patienten leidet an chronischen Schlafproblemen, die einer fortgesetzten ärztlichen Behandlung bedürfen. Diese Feststellungen ergeben sich aus einer Untersuchung, die das Max-Planck-Institut für Psychiatrie in München zum Themenbereich Schlafverhalten und Schlafstörungen durchführte. Ein alarmierendes Resultat! Denn wurde noch bis zum Beginn der neunziger Jahre des vergangenen Jahrhunderts der Schlafqualität keine überragende gesundheitliche Bedeutung beigemessen, so weiss man inzwischen dank den grundlegenden Arbeiten der beiden Forscher Walter Pierpaoli und William Regelson über den Hormonstoff Melatonin, dass dem Schlaf eine Schlüsselstellung für die menschliche Gesundheit zukommt.

Melatonin als natürlicher Jung- und Gesundbrunnen des Menschen

Tatsächlich hat das von der Zirbeldrüse gebildete Melatonin die Eigenschaft, dem Menschen einen erholsamen Schlaf zu bieten und seinen Körperorganen eine nachhaltige Regeneration zu ermöglichen. Im

Rahmen ihrer Forschungsarbeiten fanden Pierpaoli und Regelson heraus, dass Melatonin nicht nur die Aktivitäten der meisten Körperorgane gleichsam in «ruhigere Bahnen» lenkt, sondern eine Art «Regenerationsprogramm» anschiebt und den gesamten Hormonhaushalt so ausbalanciert, dass auch die Steuerung wieder optimal funktioniert.

So betrachtet, spielt – unter der Voraussetzung optimaler innerer und äusserer Schlaf-Konditionen – Melatonin die Rolle einer Art Jung- und Gesundbrunnens, in welchen der Mensch jede Nacht tief eintaucht und aus dem er gestärkt und unternehmungslustig jeden Morgen wieder auftaucht. Die natürliche Melatonin-Ausschüttung aus der «Produktionsstätte» – d. h. der menschlichen Zirbeldrüse – geschieht ausschliesslich bei Dunkelheit, wobei die Steuerung über die Netzhaut des Auges erfolgt.

Meldet die Netzhaut «Nacht», so sendet die Zirbeldrüse ihre Melatoninfracht aus, die über die Blutbahnen zunächst ins Gehirn und danach in den ganzen Körper gelangt. Dort verrichtet der hormonelle Wirkstoff sein Werk als Regenerator und Regulator. Sobald jedoch die ersten Lichtstrahlen ins Auge dringen und auf die Netzhaut treffen, wird die Melatonin-Ausschüttung gestoppt und das im Körper zirkulierende Melatonin rasch abgebaut.

Damit die Zirbeldrüse ihre Aufgabe optimal erfüllen kann, ist sie auf einen möglichst gleichmässigen Tag/Nacht-Rhythmus angewiesen. Je unsteter sich der Mensch in dieser Beziehung verhält und je mehr er die Nacht zum Tag werden lässt, desto stärker gerät auch die Melatonin-Produktion aus dem Tritt. Aufgrund dessen, was man heute über die Entstehung von Melatonin auf der einen und die multiplen Wirkungen der hormonellen Substanz auf der anderen Seite weiss, ist davon auszugehen, dass manche gesundheitlichen Störungen, die heute gehäuft auftreten, letztlich auf ein durch Melatoninmangel verursachtes Regenerations-Defizit zurückzuführen sind.

Wenn die Zirbeldrüse nicht richtig «tickt»…

So beispielsweise Stress: Kann dieser nicht in einer nächtlichen Regenerationsphase abgebaut werden, so schaukelt sich die Geschichte nach und nach zu einer Art «never ending story» hoch. Der Stress beginnt die Schlafqualität und die Schlafdauer in Mitleidenschaft zu ziehen, die Melatonin-Produktion mit ihrer ausgleichenden und stressabbauenden Funktion geht weiter zurück, was wiederum zu einer Verstärkung der Stress-Symptome führt – und so weiter. Die Entwicklung findet dann ihr vorläufiges Finale in einem Nervenzusammenbruch oder einer Depression.

Wie sehr die Durchbrechung des Rhythmus die innere Uhr und die Melatoninproduktion durcheinander bringen kann, zeigen die Effekte des so genannten «Jetlag», der sich bei Flugpassagieren einstellt, die die grossen Zeitzonen überfliegen und damit ein Stück aus ihrer «Zeitbuchhaltung» verlieren. Tagesmüdigkeit und Nachtaktivität sind häufig die vorübergehenden Folgen solcher Wechsel von Kontinent zu Kontinent. Allerdings sind diese in aller Regel harmlos und gleichen sich innerhalb weniger Tage wieder aus.

Allerdings ist die Menge des ausgeschütteten Melatonins auch bei optimalen Schlafbedingungen keine gleich bleibende Grösse, sondern sie schwankt von Person zu Person. Und vor allem bildet sie sich im Alter immer weiter zurück. Denn auch die Zirbeldrüse ist einem Altersprozess unterworfen, welcher bewirkt, dass der Melatonin-Ausstoss im Seniorenalter nur noch einen Bruchteil dessen erreicht, was jungen Menschen zur Verfügung steht.

Deshalb klagen vor allem ältere Leute über Schlafprobleme und über eine Schlafqualität, die ihnen keine Erholung mehr bringt. Und weil mit der Minderproduktion von Melatonin auch dessen regenerative Leistungen im gleichen Masse abnehmen und der Jungbrunnen-Effekt sich kontinuierlich abschwächt, werden ältere Leute schneller müde, sind häufiger erschöpft und zugleich anfälliger für gesundheitliche Störungen.

Nach all dem, was man bislang über die Funktion der Zirbeldrüse und deren Produkt Melatonin weiss, ist die Einhaltung eines geordneten Schlaf/Wach-Rhythmus mit ihren mehrfachen regenerativen Wirkungen das A und das O einer gesunden Lebensweise und intakter Aussichten auf ein hohes Alter in guter körperlicher Verfassung und in geistiger Frische. Angesichts dieses Sachverhalts erscheint es denn auch sinnvoll und positiv, wenn man sich heute wieder vermehrt für die Fragen und Bedingungen eines ruhigen und erholsamen Schlafs zu interessieren beginnt.

Melatonin-Defizite lassen sich kompensieren!

Zugleich stellt sich damit aber auch die Frage, ob und wie eine ungenügende oder im Verlaufe des Alterungsprozesses abnehmende Melatonin-Produktion ausgeglichen werden könne. Es ist den beiden

Forschern Pierpaoli und Regelson zu verdanken, dass es heute darauf eine klare und unmissverständliche Antwort gibt. Denn im Rahmen von Tierversuchen wiesen sie nach, dass auch synthetisch gewonnenes Melatonin vom Körper aufgenommen und in analoger Weise genutzt werden kann wie das von der Zirbeldrüse vor Ort produzierte.

Zwar lassen sich die in Tierversuchen gewonnenen Erkenntnisse zumeist nicht linear auf den Menschen übertragen, doch handelt es sich bei dieser Frage um die Ermittlung eines Grundprinzips, wofür auch der Versuch mit genetisch reinen Mäusen gültige Antworten liefern konnte. Und inzwischen haben – vor allem in den USA, wo Melatonin-Präparate seit 1994 frei erhältlich sind – Millionen von Konsumenten Erfahrungen mit entsprechenden Supplementationen gesammelt und sind dabei offensichtlich zu positiven Resultaten und Beurteilungen gelangt.

Allerdings gibt es zu dieser Frage noch kaum Studien, welche strengen wissenschaftlichen Anforderungen genügen. Der Hauptgrund liegt darin, dass Melatonin ein natürliches Produkt ist. Dessen Formel ist seit langem bekannt und das Wissen darüber zählt zum Allgemeingut. Melatonin kann infolge dessen weder patentiert noch monopolisiert werden. Deshalb steht seitens der Produzenten auch kein Geld zur vertieften Erforschung der Eigenschaften und Wirkungen dieser Substanz zur Verfügung. Solche Forschungsmittel werden üblicherweise nur dort bereitgestellt, wo entsprechende Erkenntnisse in einen Patentschutz münden, über den die Forschungsgelder später amortisiert werden können. Wo solche Möglichkeiten fehlen und entsprechende Forschungsergebnisse primär der Konkurrenz zugute kommen, wird natürlich auf entsprechende Projekte verzichtet.

Anderseits sind die Erfahrungen, die von den Anwendern entsprechender Substanzen und Präparate in der täglichen Praxis gesammelt werden, nicht minder aussagekräftig. Das Gleiche gilt für die Beurteilung von Nebenwirkungen. Diese lassen sich – wie jüngere Beispiele mit chemisch-pharmazeutischen Neuentwicklungen zeigen – bei den üblichen klinischen Studien oft nur ungenügend ermitteln. Umso wichtiger sind die empirischen Daten, die in einer breiten praktischen Anwendung gesammelt werden. Im Falle des Melatonins haben sich die Aussagen der spezifischen Forschung, wonach es sich bei korrekter Applikation auch in sehr hohen Dosen um ein sehr sicheres und praktisch nebenwirkungsfreies Supplement handelt, vollauf bewahrheitet.

Bisweilen bedarf auch Melatonin der Ergänzung

Nun wäre es allerdings reichlich blauäugig, von Melatonin eine effiziente und womöglich noch sofortige Behebung aller Schlafprobleme zu erwarten. Denn überall dort, wo diese Schlafprobleme nicht primär einer geringeren Melatonin-Versorgung zuzuschreiben sind, sondern von anderen Ursachen wie Stress, depressiven Verstimmungen oder Krankheiten überlagert werden, kann Melatonin keine rasche Lösung bringen. Zwar sorgt der mehrfache Wirkungsansatz in nahezu jedem Fall für eine Verbesserung der Situation, doch kann es in hartnäckigen und über lange Zeit verschleppten Fällen sehr lange dauern und hohe Dosierungen erfordern, bis eine wirkliche Besserung eintritt.

Wo immer davon auszugehen ist, dass die Schlafprobleme auch andere Ursachen haben als eine nachlassende oder ungenügende Aktivität der Zirbeldrüse, erscheint es deshalb ratsam, noch andere Massnahmen zur Problembewältigung ins Auge zu fassen. Im Vordergrund stehen dabei organisatorische und verhaltensspezifische Vorkehrungen, die die Schlafqualität verbessern – wie: gut abgedunkelte Schlafräume ohne abstrahlende elektrische Geräte, Beseitigung oder Abdämpfung starker Geräuschimmissionen, Verzicht auf opulente Abendmahlzeiten sowie auf Alkohol und Rauchen am späten Abend, kein Fernsehkonsum mehr kurz vor dem Zubettgehen, mentale Vorbereitung auf eine Phase der Ruhe und Erholung etc. Die Details dazu finden Sie im Kapitel «Wenn das Sandmännchen nicht kommt ...»

Weiter kann es sinnvoll sein, Melatonin mit Mitteln zu kombinieren, die die primären Gründe für die Ein- und Durchschlafschwierigkeiten dämpfen oder gar beseitigen können. Dabei ist jedoch ausschliesslich auf natürliche und phytologische Präparate abzustellen. Keinesfalls sollten Benzodiazepine und andere pharmazeutische Synthetika mit Melatonin kombiniert werden – einerseits wegen den Nebenwirkungen und dem allfälligen Suchtpotenzial, anderseits wegen des Risikos, dass damit die Wirkung des Melatonins ausgehebelt, jene der Synthetika dagegen verstärkt wird. Dazu kommt, dass mit solchen Präparaten, die von der Medizin ohnehin nur für situative und kurzfristige Anwendungen empfohlen werden, zwar das Schlafen ermöglicht, aber das eigentliche Problem nicht gelöst wird. Je nach Belastungsmuster, welche die Betroffenen am Ein- oder Durchschlafen hindern, haben sich vor allem die folgenden phytologischen Präparate als hilfreich erwiesen.

Sedativa zur Beruhigung

Wenn übergrosse Nervosität und anhaltende Aufregung am Einschlafen hindern, so kann Melatonin mit einem pflanzlichen Sedativum kombiniert werden. Sedativa sind Wirkstoffe, die eine beruhigende und entspannende Wirkung ausüben und das limbische System in ruhigere Bahnen lenken. Im Vordergrund stehen dabei vor allem Präparate auf Baldrian-, Hopfen- und Passiflora-Basis.

Das altbewährte und seit Generationen verwendete Mittel **Baldrian** – genutzt werden vor allem die Wurzeln der Pflanze – wirkt beruhigend und entspannend. Es hat bei vorschriftsgemässem Gebrauch im Gegensatz zu ähnlichen Präparaten aus der chemischen Pharmazie kaum unerwünschte Nebenwirkungen und ist auch selbst nach vorgängigem Alkoholkonsum gut verträglich. Es findet nicht nur bei nervöser Unruhe, sondern auch bei Versagensangst und Panikattacken Verwendung. Ein weiterer Vorteil des Baldrians liegt darin, dass die geringen Restmengen, die nach der Nachtruhe noch im Körper verblieben sind, keine Müdigkeit verursachen, sondern in diesen geringen Dosierungen eine belebende Wirkung entfalten. Es empfiehlt sich jedoch, bei der Wahl der Präparate auf reine Baldrian- und nicht auf Kombinationspräparate mit Baldrian-Anteil zu setzen.

Altbekannt für seine beruhigende Wirkung ist auch der **Hopfen,** der vor allem aus dem Brauereifach bekannt ist, wo er nicht nur wegen seiner Bitterstoffe, sondern auch wegen seiner konservierenden Wirkung genutzt und geschätzt wird. Hopfen entspannt vor allem die Muskeln. Zugleich lindert er Blähungen und Bauchkrämpfe – auch diese können Ursachen für eine schlechte Schlafqualität sein.

Weitere bewährte Mittel, welche als ausgezeichnete biologische Tranquilizer gelten, sind Präparate aus der Kletterpflanze **Passiflora bzw. Passionsblume.** Hier werden vor allem die Blätter und Blüten für die Herstellung von Sedativen verwendet. Entsprechende Präparate gelten als recht effizient und erfüllen ihren Zweck auch bei starker Nervosität und innerer Unruhe. Häufig wird Passiflora auch in Form einer geschnittenen Droge als Tee verwendet. Im Weiteren werden Passionsblumen-Präparate bei sehr starken emotionalen Belastungen häufig auch im präventiven Sinne genutzt.

Mittel gegen Stress und Depressionen

Ideale Naturprodukte gegen Stress sind Präparate aus der im Südpazifik beheimateten **Kava-Kava-Pflanze,** die in der deutschen Sprache den

Namen «Rauschpfeffer» trägt. Die von der dortigen Urbevölkerung für die Zubereitung eines kultischen Getränks verwendete Pflanze hat angstlösende, beruhigende und krampflösende Eigenschaften und hat sich bei Stress sehr gut bewährt. Da berufliche und private Überforderungen häufig in eine Art von Dauerstress ausmünden, liegt hier eine der verbreitetsten Ursachen von Schlafstörungen. Gestresste Leute finden nicht nur ihren Schlaf nicht, sondern sie neigen auch zu einem unruhigen, oft unterbrochenen und wenig erholsamen Schlaf, der sie wiederum anfälliger macht für die nächste Stress-Situation. Ein verhängnisvoller Kreislauf.

Kava-Kava galt während einiger Zeit als gleichwertige pflanzliche Alternative zu den verbreiteten Psychopharmaka. Leider wurde jedoch Kava-Kava in verschiedenen Ländern verboten, und zwar aufgrund einer diffusen, offenbar von interessierten Kreisen in Gang gesetzten Diskriminierungskampagne, die in der Behauptung mündete, Kava-Kava-Präparate seien leberschädigend. Obwohl dieser Vorwurf von führenden Toxikologen entkräftet und von der Gegenseite nie schlüssig bewiesen wurde, kam es bislang zu keiner Rehabilitation entsprechender Präparate. Kava-Kava-Produkte sind in der Schweiz und in den USA erhältlich. Sie sind im Allgemeinen sehr gut verträglich und zeigen kaum unerwünschte Nebenwirkungen. Kontraindiziert ist Kava-Kava jedoch bei endogenen – d. h. nicht durch äussere Ereignisse verursachten – Depressionen.

Demgegenüber sind bei Depressionen – die ebenfalls eine verbreitete Ursache für Ein- und Durchschlafstörungen bilden – Präparate aus **Johanniskraut** angezeigt, die aufgrund vergleichender Studien bei den meisten Formen dieses Leidens mindestens als gleichwertig wie die chemisch-pharmazeutischen Antidepressiva bezeichnet werden dürfen. Allerdings ist bei Johanniskraut-Präparaten zu beachten, dass der Wirkstoff Hyperizin entgiftend wirkt und deshalb die Wirkung anderer Medikamente abschwächen kann.

Weiter ist es empfehlenswert, Johanniskraut-Präparate nicht parallel zu Melatonin einzunehmen. Konkret bedeutet das, dass Melatonin stets am Abend, Johanniskraut dagegen eher am Morgen eingenommen werden sollte. Depressive Personen, die sich in ärztlicher Behandlung befinden, sollten die Melatonin-Supplementation vorgängig mit ihrem Arzt besprechen. Bitte beachten Sie dazu auch den Beitrag «Was tun bei Depressionen?»

Hilfe bei drohender Übersäuerung

«Plenus venter non studet libenter», sagt ein altes lateinisches Sprichwort. Oder zu deutsch: Ein voller Bauch strengt sich nicht gerne an. Das Gleiche gilt auch für den Schlaf: Ein voller Bauch ist der Schlafqualität kaum förderlich. Deshalb sollte die Abendmahlzeit bezüglich Portionengrösse und Zeitpunkt so gestaltet und eingenommen werden, dass noch genügend Zeit zur Verdauung bleibt. Ist dies nicht der Fall, müssen die Betroffenen nicht nur mit einer unruhigen Schlafphase rechnen, sondern sie riskieren auch Reflux bzw. saures Aufstossen. Letzteres stört nicht nur den Schlaf, sondern ist auch per se ein äusserst unangenehmer Vorfall.

Wo spätes Abendessen nicht zu umgehen ist und folglich nicht genügend Zeit für die Verdauung zur Verfügung steht, sollte insbesondere bei Reflux-Neigung mit einem Entsäuerungsmittel reagiert werden, welches die überschüssige Magensäure zu binden vermag. Bewährt hat sich hier neben den klassischen Mitteln in Lutschtabletten- und Flüssigform vor allem das aus Chitinschalen gewonnene Chitosan, welches als Zusatznutzen die Nahrung mit Ballaststoffen anreichert sowie Fettsäuren, Gallensäure (einschliesslich LDL-Cholesterin) und Giftstoffe zu binden und unverdaut aus dem Magen-Darm-Trakt abzuführen vermag.

Was tun, wenn Melatonin nicht wirkt?

Nicht alle, die Melatonin als sanftes Schlafmittel verwenden wollen, sind damit auch erfolgreich. Jedenfalls nicht auf Anhieb. Denn überall dort, wo die Schlafprobleme nicht primär auf eine Minderproduktion von Melatonin durch die Zirbeldrüse zurückzuführen sind, wird ein entsprechendes Präparat kaum sofort zu konkreten Ergebnissen führen. Wo also beispielsweise Stress, Depressionen und andere psychische Probleme die Betroffenen am Ein- oder Durchschlafen hindern, steht der Erfolg einer Melatonin-Supplementation keineswegs fest.

Was nicht bedeutet, dass in den erwähnten Fällen Melatonin-Präparate keine Resultate bringen können. Bloss: Die Normalisierung eines aus dem Gleichgewicht geratenen Hormonhaushalts, der

---

Abbau psychischer Blockierungen, die Verbesserung während Jahre unbeachtet gebliebener Beeinträchtigungen der Befindlichkeit und die partielle Wiederherstellung der Spannkraft sind auch bei einer höher dosierten Melatonin-Supplementation langwierige Prozesse, die mehrere Monate in Anspruch nehmen können, bis sich erste Resultate zeigen. Hier geht es somit vor allem um die richtige Erwartungshaltung: Man muss wissen, dass in manchen Fällen nicht mit raschen Resultaten gerechnet werden darf, sondern dass die Wirkung – wie bei Nahrungsergänzungsmitteln durchaus üblich – erdauert und mit Geduld erkauft werden muss.

Dennoch gibt es verschiedene Situationen, in welchen Melatonin auch auf Dauer und in höheren Dosierungen kaum zum erhofften süssen Schlummer führen kann. Es betrifft dies namentlich die folgenden Vorbedingungen:

Inadäquate Essgewohnheiten

Opulente Mahlzeiten wie auch der Genuss grösserer Mengen alkoholischer Getränke zu später Stunde können die Verdauung und den Stoffwechsel in einer Weise auf Trab halten, dass der Körper keine Ruhe findet. Abhilfe schafft hier nur der konsequente Verzicht auf solche Gewohnheiten. Wem Enthaltsamkeit nicht liegt, sollte nach Möglichkeit auf leichte und kleine Mahlzeiten unter Begleitung von höchstens einem Glas Wein ausweichen.

Magen-Übersäuerung

Der Verzehr eines grossen Anteils an säurebildenden Nahrungsmitteln kann zur Übersäuerung des Magens und zu Reflux (saurem Aufstossen) führen. Auch dies verunmöglicht ein ungestörtes Durchschlafen. Abhilfe verspricht eine Umstellung des Speiseplans oder die Aufnahme von Säurebindern in Form von Flüssigkeiten oder Lutschtabletten. Hilfreich sind auch säureabsorbierende Ballaststoffe wie z. B. Chitosan.

Zu helle oder elektromagnetisch belastete Schlafräume

Da durch den Einfall von Licht auf die Netzhaut die Melatoninproduktion der Zirbeldrüse gestoppt und der Abbau des restlichen Melatonins beschleunigt wird, beeinträchtigen zu helle Schlafräume in der Regel die Schlafqualität. Dies gilt auch für abstrahlende Elektrogeräte, die sich bei vielen Menschen ebenfalls negativ aufs Schlafverhalten auswirken. Ergo: Räume gut abdunkeln und Elektrosmog verursachende Geräte vom Netz nehmen.

Lärmimmissionen

Leute, die unter Lärmeinfluss nicht schlafen können, tun erfahrungsgemäss alles, um die akustischen Störquellen zu beseitigen. Leider ist jedoch kaum bekannt, dass auch Personen, die in Lärmsituationen gut einschlafen und scheinbar auch gut durchschlafen können, durch die Immissionen eine starke Beeinträchtigung ihrer Schlafqualität erleiden. Deshalb ist es empfehlenswert, akustische Störquellen auch dann zu beseitigen und/oder Lärmimmissionen auch dann abzudämpfen, wenn diese den Schlaf nicht zu beeinträchtigen scheinen.

Parallel-Einnahme von Schlaf-Medikamenten

Wer Melatonin mit dem Ziel einer besseren Schlafqualität zu sich nimmt, sollte chemisch-pharmazeutische Schlafmittel – insbesondere Benzodiazepin-haltige – zuvor absetzen. Dies nicht nur, weil sich bei solchen Parallel-Einnahmen der Erfolg der Melatonin-Zufuhr nicht kontrollieren lässt. Sondern auch, weil sich die Substanzen gegenseitig stören und die Gesundheit beeinträchtigen können. Möglich ist dagegen eine Kombination mit pflanzlichen Substanzen, allen voran Baldrianwurzel-Präparaten.

Schnarchen und Apnoe

Wenn die Anatomie des Rachenraums oder die Erschlaffung der Gaumensegel die Schläfer zu einem heftigen Schnarchen bringt, welches bis zu einem vorübergehenden Aussetzen der Atmung führen kann, so vermögen weder Melatonin noch andere schlaffördernde Mittel weiterzuhelfen. In solchen Fällen sollte unbedingt ein ausgewiesener Schlafmediziner oder ein Schlaflabor aufgesucht werden. Diese bieten Gewähr für eine professionelle Abklärung und eine effiziente, fachlich begleitete Therapie. Andernfalls besteht die Gefahr, dass es zu einer Schädigung des Gehirns als Folge vorübergehenden Sauerstoffmangels kommt.

Langes Leben in Gesundheit dank Melatonin

Der Hormonstoff Melatonin vereinigt eine Fülle von Eigenschaften in sich, der ihn zum primären Träger einer Anti-Aging-Strategie prädestiniert. Diese Erkenntnis konnte nicht nur im Rahmen verschiedener Tierexperimente erhärtet werden, sondern sie lässt sich auch aus der Summe der Wirkungen ableiten, die Melatonin im menschlichen Körper entfaltet. Was eine Melatonin-Supplementation jedoch vor allem attraktiv und wünschbar erscheinen lässt, ist der Umstand, dass Präparate auf der Basis dieses Hormons nicht nur lebensverlängernde, sondern auch gesundheitsfördernde Effekte erwarten lassen und damit zur Erfüllung des Wunsches nach einem langen Leben in Gesundheit beitragen können.

«Alle wollen alt werden, doch keiner will es sein.» Diese alte Metapher bringt die Frage des Anti-Agings, welche seit vielen Jahren die Gesundheitsspalten von Zeitungen und Zeitschriften belebt, auf den Punkt: Tatsächlich macht es wenig Sinn, einem erfüllten Leben noch möglichst viele Jahre der Invalidität und des multiplen Siechtums anzuhängen, die letztlich vom Leiden statt von der Lebensfreude dominiert werden. Vielmehr muss es die Zielsetzung und das Motto jeder human- und sozialverträglichen Dritten Lebensphase sein, einen Lebensabend in körperlich guter Verfassung und geistiger Frische erleben zu können.

Anderseits ist jedoch Unsterblichkeit ein alter Menschheitstraum. Unzählige Schriftsteller aus den unterschiedlichsten Kulturkreisen haben sich an diesem Thema die Finger wund geschrieben, Philosophen haben darüber sinniert, Theologen dazu meditiert und moralisiert.

Auch die Wissenschaft – früher die Alchimie, später die Naturwissenschaft – hat darüber reichlich Spekulationen an- und Thesen aufgestellt und diese in aufwändigen Entdeckungsfahrten und Forschungsarbeiten zu ergründen versucht. Doch wer immer sich mit dem Thema beschäftigte, blieb irgendwann an einer zentralen ethischen Frage hängen – nämlich:

Der Natur ins Handwerk pfuschen?

Wie weit dürfen wir es uns erlauben, unsere Altersuhr zu beeinflussen? Ist es moralisch zulässig, der Schöpfung ins Handwerk zu pfuschen, oder könnte es anderseits gar Pflicht und Aufgabe des Menschen sein, aus seinem Leben das Beste herauszuholen – auch was dessen Dauer betrifft? Und könnte allenfalls die göttliche Vorsehung auch die Evolution der Menschheit gewollt, vorweg genommen und dieser zugestanden haben, dass sie unter Nutzung ihrer Geistesgaben Mittel und Wege findet, die biologische Codierung der menschlichen Lebenszeit gleichsam einem Redesign zu unterwerfen und die allgemeine Lebenserwartung nach oben zu korrigieren?

Inzwischen haben im westlichen Kulturkreis die moderne Medizin wie auch die Politik und die Juristerei in dieser Frage für Klarheit gesorgt: Die Medizin hat dokumentiert, dass sie am Grundsatz des Hippokratischen Eides zur unbedingten Erhaltung des Lebens festhält – auch auf die Gefahr hin, dass dabei mitunter Patienten gegen ihren Willen mit allen Mitteln der Pharmazie und der neuzeitlichen Medizinaltechnik am Leben erhalten werden.

Umgekehrt wird in Politik und Justiz die Frage nach der Sterbehilfe äusserst eng interpretiert und sehr stringent behandelt – selbst in Ländern, die für ihre liberalen Auffassungen bekannt sind. Auch hier geniessen also Schutz und Erhaltung des bestehenden Lebens absoluten Vorrang.

Auch die Statistik spricht eine deutliche Sprache: Im 20. Jahrhundert hat sich die Lebenserwartung der Menschen in den Industriestaaten stetig gegen oben bewegt. Dies zweifellos als Ergebnis einer guten medizinischen Versorgung und höherer Hygiene, aber auch eines höheren Bewusstseins und besserer Informationen über eine gesunde Lebensweise.

Melatonin lässt die Altersuhr langsamer ticken ...

Heute haben Berufstätige nach ihrer Pensionierung noch viele Jahre vor sich, die sie auf vielfältige Art und Weise nutzen. Es ist die Phase, in der man endlich Zeit für sich selber hat und zugleich noch etwas vom Leben haben will. Dieser Anspruch ist völlig legitim – und ebenso legitim ist es denn auch, wenn Senioren bestrebt sind, die ihnen verbleibende Zeit mit möglichst viel Leben zu erfüllen.

Leider beginnt sich jedoch irgendwann einmal die «Altersuhr» unangenehm bemerkbar zu machen: Der Abbau der körperlichen Leistungsfähigkeit schreitet scheinbar unaufhaltsam voran – bei den meisten nicht

einfach langsam und stetig, sondern in kleineren und grösseren
Schüben. Immer mehr gesundheitliche Probleme machen sich bemerkbar, wobei die Betroffenen instinktiv wahrnehmen, dass diese wohl
kaum mehr vollständig zu kurieren sind. Und in der Regel stellt man
nach dem Überschreiten der Schwelle zum achten Lebensjahrzehnt früher oder später einmal besorgt fest, dass vieles von dem, was man gerne
noch unternehmen würde, aufgrund des körperlichen Zerfalls nicht
mehr möglich ist.

Schon seit Jahrzehnten sind deshalb namhafte Forscher auf der Suche
nach dieser geheimnisvollen Lebensuhr, die die körperliche Entwicklung des Menschen steuert und bestimmt. Während langer Zeit galt die
Auffassung, dass diese Funktionen der Hypophyse bzw. Hirnanhangdrüse und den von dieser produzierten Hormonen zuzuschreiben seien.

Diese These wurde inzwischen von den beiden Alters- und
Hormonforschern Walter Pierpaoli und William Regelson auf den Kopf
gestellt: Die Altersuhr des Menschen sei – so führten sie 1994 an einem
internationalen Medizinerkongress aus – in der Zirbeldrüse zu suchen.
Und sie lieferten nach ihren Aufsehen erregenden Darlegungen auch
gleich eine Begründung von einiger Evidenz:

... und fördert die regenerative Wirkung des Schlafs.

Mit dem Hormon Melatonin produziere die Zirbeldrüse jenen Stoff, der
dem Menschen einen erholsamen Schlaf und seinen Körperorganen
einen wertvollen Regenerationseffekt liefere. Je weniger Melatonin nun
aber die Zirbeldrüse bereitstelle, desto geringer werde die
Regenerationswirkung des Schlafs. Und je weniger die Zellen und
Organe in die Lage versetzt werden, sich zu regenerieren, desto stärker
werde der Verschleiss und desto rascher schreite der körperliche Verfall
voran.

Zum Beweis ihrer These legten die beiden Forscher die Ergebnisse eines
Experiments vor, welches sie mit Mäusen durchgeführt hatten: Junge
Mäuse, welchen sie die Zirbeldrüse älterer Artgenossen eingepflanzt hatten, lebten dabei deutlich weniger lange als alte Mäuse, die im Gegenzug
die entsprechenden Organe der jüngeren Tiere erhalten hatten. (Siehe
zu diesem Aspekt auch den Beitrag «Die Mäuse des Dr. William
Regelson ...».)

Zur nahe liegenden Frage, ob Melatonin auch das menschliche Leben wesentlich zu verlängern vermag, existieren derzeit weder experimentelle noch empirische Untersuchungsdaten. Die Erfahrungen verschiedener Hormonspezialisten und Altersforscher mit Patienten, welche regelmässig Melatonin zu sich nehmen, deuten jedoch klar in diese Richtung. Es darf somit davon ausgegangen werden, dass das Hormon Melatonin nicht nur positive Wirkungen zugunsten eines erholsamen Schlafs und zur Überwindung des so genannten «Jetlag» bei Flugreisen entfaltet, sondern noch weitere, nicht weniger faszinierende Anwendungen kennt – darunter die Verlangsamung der Altersuhr bzw. des altersbedingten Zerfalls der Organe.

Wirkungen, die unsere Lebenserwartungen steigen lassen

Offen bleibt vorderhand auch die Frage, welches denn die Mechanismen und Vorgänge sind, welche die Verlängerung der Lebenserwartung bewirken oder zumindest günstig beeinflussen. Immerhin gibt es nach dem heutigen Stand der Erkenntnisse dazu einige Indizien. Sie deuten darauf hin, dass es mehrere Ansatzpunkte und Faktoren gibt, die in ihrem Zusammenwirken massgeblichen Einfluss auf die Verlängerung der Lebenszeit des Körpers und seiner Organe haben. Es sind dies im Einzelnen die folgenden Komponenten:

● Melatonin begünstigt den Schlaf und versetzt die meisten Körperorgane direkt oder indirekt in eine Phase der Ruhe und der Erholung. Ein Organismus, der sich periodisch erholen kann, hat a priori eine höhere Lebenserwartung als einer, der stetig überstrapaziert wird und/oder sonstwie nicht zur Ruhe kommt.

● In dieser durch Melatonin direkt oder indirekt (d. h. über das Hirn und die hormonellen Steuerungsmechanismen) bewirkten Ruhephase gewinnen die Körperzellen die Fähigkeit zur Teilung und Reproduktion. Ein Gewebe, das sich nicht reproduzieren kann, ist zum Untergang verurteilt und verkürzt auch die Lebenserwartung des gesamten Organismus.

● Melatonin wirkt ausgleichend auf den Hormonhaushalt des Körpers. Ein Organismus, der sich rhythmisch bewegt und sowohl Überforderungen wie auch länger dauernde Unterforderungen vermeidet, behält seine Spannkraft. Er wird nicht geschwächt und verliert auch nicht an Lebens- und an Überlebensqualität.

- Melatonin trägt – einerseits durch die Regenerationsförderung, anderseits durch die Harmonisierung der hormonellen Steuerungsfunktionen – wesentlich zur Krankheits-Vermeidung bei. Da jede Krankheit ihre Spuren hinterlässt, tragen Krankheiten – entgegen der verbreiteten Auffassung «was uns nicht umbringt, macht uns stärker» – letztlich zur Schwächung der Widerstandskraft der körperlichen Organe bei.

- Eine alte Weisheit besagt, dass ein Körper so widerstandsfähig sei wie sein Immunsystem. Melatonin übt sowohl auf die Reagibilität des menschlichen Krankheits-Abwehrsystems wie auch auf die Effizienz seiner Lymphozyten (T-Zellen) und Phagozyten (Fresszellen) einen fördernden und kräftigenden Einfluss aus und bewirkt damit eine substanzielle Stärkung des Immunsystems.

Alles in allem: Ein kraftvoller systemischer Ansatz, stark und nachhaltig genug, um den Körper vor den Gefahren eines vorzeitigen Verfalls zu bewahren, vor schweren gesundheitlichen Anfechtungen zu schützen und ihn in die Lage zu versetzen, mit seinen beschränkten Ressourcen haushälterisch umzugehen. Alles Bedingungen für ein langes Leben in gesundheitlicher und geistiger Frische.

Die substanziellen Vorteile eines hohen Alters in Gesundheit

Somit stellt sich, um diesen Fragenkreis zu schliessen, bloss noch eine letzte entscheidende Frage: Was bringt eine Verlängerung der Lebenszeit dem Individuum und der Gesellschaft und was haben jene konkret davon, die diese Möglichkeit nutzen? Es sind vor allem drei Aspekte, welche ein vitales Alter als wünschbar und wertvoll erscheinen lassen:

Erstens: Die Gesellschaft erfährt durch Senioren, die noch rüstig sind, sich im Vollbesitz ihrer geistigen Kräfte befinden und noch voll am Leben teilnehmen, eindeutig eine Bereicherung. Auch aus volkswirtschaftlicher Sicht leisten die aktiven Senioren einen nicht zu unterschätzenden konjunktur- und beschäftigungswirksamen Beitrag.

Zweitens: Lebenserfahrungen summieren sich und erreichen ihren Höhepunkt in der Reife des Lebens. Wenn deshalb ältere Leute bisweilen sagen, dass sie noch etwas haben wollen vom Leben, so meinen sie damit in der Regel, dass sie die erworbene Lebenserfahrung und Lebensweisheit gerne noch während einiger Zeit nutzen und geniessen möchten.

Und drittens: Vitalität sichert Senioren ihren Platz als integrierende Teile der Gesellschaft und bewahrt sie davor, dass über sie verfügt wird. Dies garantiert den Betroffenen nicht nur einen hohen Grad an Autonomie, sondern befreit sie auch vom unangenehmen Gedanken, anderen Menschen zur Last fallen zu müssen.

Aus dieser Optik heraus sind denn auch alle Vorkehrungen, die die Menschen zur Erreichung eines hohen Alters, einer möglichst guten Vitalität und einer starken Widerstandskraft in der dritten Lebensphase unternehmen, sowohl aus individualpsychologischer wie auch aus sozialethischer Sicht absolut positiv zu werten.

Die Mäuse des Dr. William Regelson – oder: Wie Zirbeldrüse und Melatonin die Altersuhr beeinflussen

Der Hormon- und Altersforscher William Regelson, der zusammen mit seinem Berusfkollegen Walter Pierpaoli als eigentlicher Entdecker der Wirkungsweise des Melatonins gilt, hat ein Experiment durchgeführt, welches in Forscherkreisen weltweit Aufsehen erregte: Zum Beweis seiner These, wonach die Zirbeldrüse die eigentliche «Lebensuhr» darstelle, nahm er an einer Reihe von Labormäusen Transplantationen von Zirbeldrüsen vor.

Labormäuse sind «genetisch rein», d.h. sie weisen identische biologische Eigenschaften auf. Dies hat für die Wissenschaft einerseits den Vorteil, dass Transplantationen nahezu problemlos durchgeführt werden können und nicht von den bei unterschiedlichen Individuen auftretenden Abstossungs-Erscheinungen begleitet sind. Und anderseits darf bei der Auswertung der Resultate davon ausgegangen werden, dass die Bedingungen für alle am Experiment beteiligten Tiere identisch sind, wodurch die Aussagekraft eine hohe Authentizität erreicht.

Bei seinem Mäuse-Experiment nun nahm der Forscher eine so genannte «Kreuztransplantation» vor: Er implantierte die Zirbeldrüsen von zehn Mäusen, die zum Zeitpunkt der Operation vier Monate alt waren, einer Gruppe von zehn anderen, damals 18 Monate alten Mäusen. Umgekehrt verpflanzte er die Zirbeldrüsen jener alten Mäuse in ihre jüngeren Artgenossen.

Als Vergleichsgruppe dienten weitere 30 Mäuse, an welchen zur Schaffung identischer Bedingungen ein analoger chirurgischer Eingriff – allerdings ohne entsprechende Transplantation – vorgenommen wurde. Die mikrochirurgischen Operationen wurden allesamt unter Bedingungen durchgeführt, welche den aktuellen Vorstellungen und Richtlinien eines erweiterten Tierschutzes entsprechen.

Alle Tiere erholten sich von den Eingriffen prächtig und wurden danach unter den absolut gleichen Bedingungen gepflegt wie vorher. Der weitere Verlauf des Experiments förderte ein zwar erwartetes, in seinem Ausmass aber dennoch erstaunliches Ergebnis zutage:

● Die Mäuse, an welchen keine Transplantationen vorgenommen wurden, erreichten ein Durchschnittsalter von 720 Tagen bzw. zwei Jahren – was bei diesen Tieren einer normalen Lebenserwartung entspricht.

● Demgegenüber wurden die jungen Mäuse, welche im Alter von 120 Tagen die Zirbeldrüsen ihrer älteren Artgenossen erhalten hatten, im Schnitt lediglich 510 Tage alt.

● Umgekehrt erreichten die älteren Mäuse, die im Alter von 540 Tagen die Zirbeldrüsen der jüngeren, damals 120 Tage alten Mäuse erhalten hatten, ein Durchschnittsalter von nicht weniger als 1020 Tagen.

Bei der Interpretation dieser Resultate muss man sich bewusst sein, dass die Ergebnisse von Experimenten mit Labormäusen nicht 1:1 auf den Menschen übertragen werden können. In der Tendenz ihrer Grundaussage aber bestätigen sie, dass der Zirbeldüse ganz allgemein eine sehr wichtige, möglicherweise gar die entscheidende Funktion bei der Steuerung der Altersprozesse zukommt.

Eine gleichwertige Bedeutung kommt einem anderen Experiment zu, welches Regelson mit weiteren genetisch reinen Labormäusen durchführte. Für dessen Realisierung wählte er 19 Monate alte, gesunde Labormäuse, die im Durchschnitt etwa 24 Monate alt werden. Das Alter dieser Tiere entsprach somit jenem Alter, in welchem der Mensch von der Erwerbstätigkeit in den Ruhestand übertritt. Regelson teilte die Versuchstiere in zwei Gruppen ein, welche beide normal ernährt wurden. Im Unterschied zur ersten erhielt jedoch die zweite Gruppe an Stelle von gewöhnlichem Leitungswasser ein mit Melatonin angereichertes Trinkwasser.

Während sich bei den Mäusen der ersten Gruppe nach und nach die üblichen Alterserscheinungen einzustellen begannen, gewannen jene der zweiten Gruppe laufend an Lebenskraft und Energie. Regelson beschrieb das so: «Die mit Melatonin behandelten Mäuse führten sich wie ihre eigenen Enkel auf. Ihr Fell war noch dichter geworden und glänzte, ihre Augen waren klar und frei von grauem Star, ihre Verdauung hatte sich verbessert und sie behielten ihre Kraft und ihren Muskeltonus bei. Die Kraft und Energie, mit der sie in ihrem Käfig umherrannten, glichen der von halb so alten Mäusen.»

50

Zugleich lebten die mit Melatonin behandelten Mäuse viel länger als ihre unbehandelten Artgenossen. Starben jene im Alter von 24 bis 25 Monaten, lebten die «Melatonin-Mäuse» noch 6 Monate länger als diese – was einer zusätzlichen menschlichen Lebenszeit von 25 Jahren entspricht. Dabei wirkten sie jedoch – wiederum im Gegensatz zu jenen der anderen Gruppe – nicht gebrechlich, sondern gesund und vital. Und die Todesursachen? Lassen wir zu diesem Punkt wieder Dr. Regelson sprechen:

«Als ich die Mäuse untersuchte, um ihre Todesursachen zu ermitteln, stellte ich fest, dass die meisten unbehandelten Mäuse, wie bei ihrer Rasse zu erwarten, an Krebs gestorben waren. Die mit Melatonin behandelten Mäuse waren zu meiner grossen Überraschung während ihres verlängerten Lebens frei von Krankheit geblieben. Ihre Organe waren geschrumpft, was typisch für ihr Alter war, doch sie litten nicht und starben nicht an Krebs.»

Auch hier ist der Vorbehalt anzubringen, dass die Ergebnisse von Tierversuchen nicht linear auf den Menschen übertragen werden können. Die Indizien aber – und ebenso die Schlussfolgerungen, die sich daraus ziehen lassen – sind untrüglich: Die Resultate weisen klar auf einen regenerativen Effekt hin, den das Melatonin auf die Körperzellen ausübt. Offensichtlich vermag Melatonin nicht nur die Hirnzellen, sondern auch die übrigen Körperzellen wiederherzustellen und für eine gründliche Erholung zu konditionieren.

Ausserdem lieferte das Experiment den Beweis dafür, dass pharmazeutisch gewonnenes Melatonin, wie es den Forschern für ihre Versuche zur Verfügung stand, vom Organismus aufgenommen und verarbeitet werden kann – eine Erkenntnis, die von Kritikern von Melatonin-Supplementationen zum Teil noch heute und zu Unrecht angezweifelt wird.

Melatonin zur Krebsverhütung und Therapieunterstützung

Melatonin ist nicht bloss ein nebenwirkungsfreies Mittel gegen Schlaflosigkeit und Jetlag. Noch weitaus überzeugender und wertvoller sind vielmehr seine Fähigkeiten, den körperlichen Hormonhaushalt in die Balance zu bringen, die Regeneration und Reproduktion des Zellgewebes zu fördern, das Immunsystem zu stärken, den Organismus vor Krankheiten zu schützen und Therapien zur Wiederherstellung der Gesundheit nachhaltig zu unterstützen. Diese geradezu universellen gesundheitlichen Wirkungen machen Präparate aus und mit dem Schlüssel-Hormonstoff Melatonin förmlich zu einem gesundheitsfördernden Nahrungsergänzungsmittel der Superlative.

Das Wirkungsspektrum des in unseren Breitengraden namentlich als nebenwirkungsfreies Schlafmittel bekannt gewordenen Hormonstoffs Melatonin ist weitaus breiter als ursprünglich angenommen.

Bereits die beiden wissenschaftlichen Melatonin-Pioniere William Regelson und Walter Pierpaoli fanden aufgrund einschlägiger Experimente heraus, dass das in der Zirbeldrüse gebildete Hormon einen Einfluss auf die Altersuhr haben und damit bei reichlicher Verfügbarkeit lebensverlängernd wirken müsse.

Sowohl Regelson und Pierpaoli wie auch weitere Forscher schrieben diese Entdeckung dem Umstand zu, dass Melatonin nicht nur die Schlafqualität positiv beeinflusse, sondern auch die Regenerationsfähigkeit des Organismus. Sie bestätigten damit die verbreitete und schon seit langem zum Allgemeinwissen zählende Auffassung, wonach ein guter, ungestörter Schlaf die Regeneration nicht nur des Hirns, sondern auch aller übrigen Organe fördere.

Inzwischen gibt es auch empirische Studien, die einen Zusammenhang zwischen Melatonin-Produktion und Alzheimerrisiko nahe legen. Konkret gehen die an diesen Forschungsarbeiten beteiligten Wissenschaftlerinnen und Wissenschaftler davon aus, dass eine ausreichende Verfügbarkeit des Hormons der gefürchteten Bildung der die Hirnströme beeinträchtigenden Plaques entgegenwirken könnte. Weitere Forschungsergebnisse scheinen diese Vermutung zu erhärten.

Krebs als «pars pro toto»

Wenn auch die einst einem Todesurteil gleichzusetzende Diagnose «Krebs» viel von ihrem einstigen Schrecken verloren hat, so handelt es sich doch nach wie vor um jene Krankheit, die in der westlichen Welt am meisten Respekt einflösst. Und sie hat noch immer das Ansehen eines bösen Feindes, der sich meuchlings im Körper eingenistet hat und dessen Handlungen unberechenbar sind.

In Bezug auf die Wirkung von Melatonin steht Krebs hier als pars pro toto – d.h. als beispielhafter Teil eines Ganzen. Oder konkreter: Krebs als Exempel für die wohl nach wie vor gefährlichste Variante gesundheitlicher Beeinträchtigungen. Denn unverändert gilt die These, wonach alle Strategien, die Erfolg im präventiven Kampf gegen diese heimtückische Krankheit versprechen, auch gegen zahlreiche andere schwere Krankheiten wirksam sein dürften.

Tatsächlich: Von den fünf effizientesten Wirkungsansätzen des Melatonins hat nur gerade einer spezifische Antikrebs-Qualitäten. Die Rede ist vom mässigenden Einfluss von Melatonin auf jene Hormone, die «schlafende Krebszellen» zu verheerenden Aktivitäten wecken und bestehende Krebsgeschwüre zum Wachstum und zur Bildung von Metastasen stimulieren. Alle übrigen Wirkungen gelten für das ganze übrige Spektrum von Krankheiten und Störungen der guten Befindlichkeit, als da sind:

- Stärkung des Immunsystems
- Regeneration der Zellen und Organe
- Förderung der Zell-Reproduktion
- Harmonisierung des die Körperfunktionen steuernden hormonellen Systems

Damit gebührt den Melatoninpräparaten als Mittel der Prävention und der Therapieunterstützung nach dem heutigen Stand des Wissens einer der ersten Ränge unter allen Vitalstoffen und Nahrungsergänzungsmitteln.

Eine in Vergessenheit geratene Sensationsmeldung aus den fünfziger Jahren

Wesentlich älter ist die Erkenntnis, dass ein geheimnisvoller Zusammenhang zwischen der Versorgung des Körpers mit Melatonin auf der einen sowie dem Krebsrisiko auf der anderen Seite bestehen müsse. Schon in den fünfziger Jahren des vergangenen Jahrhunderts berichtete ein australischer Krebsspezialist von erfolgreichen Versuchen, das Wachstum bestimmter Krebsgeschwüre mit Melatonin zu verlangsamen und einzudämmen. Doch leider fand eine entsprechende Publikation in den medizinischen Wissenschaften keinen Widerhall, weshalb die äusserst wichtige Entdeckung während Jahrzehnten völlig im Dunkeln blieb. Erst Pierpaoli und Regelson stiessen im Rahmen ihrer grundlegenden Arbeiten über Melatonin auf die ungenutzte Sensationsmeldung.

Es dauerte in der Folge Jahrzehnte, bis dieses spezifische Thema wieder aufgegriffen wurde. Erst einige Jahre vor der Jahrtausendwende wurden wieder substanzielle wissenschaftliche Studien zu den Einflüssen von Melatonin auf das Krebsgeschehen publiziert – Arbeiten, die darauf hindeuten, dass das Krebsrisiko durch Melatonin signifikant gemindert werden kann. In diesem Zusammenhang haben Forscher der Harvard Medical School bei Frauen einen eindeutigen Zusammenhang zwischen Nachtarbeit und erhöhtem Dick- sowie Enddarmkrebsrisiko dokumentiert. Die Resultate ihrer Studie decken sich mit den Ergebnissen einer früheren Untersuchung, in deren Rahmen man bei Nachtarbeiterinnen eine erhöhte Disposition zu Brustkrebs feststellte.

Eine zentrale Rolle spielt dabei nach dem Urteil der Forscher das Melatonin, welches der Körper nur in der Dunkelheit produziert. Künstliches Licht während der Nachtschichten hemmt die Bildung von Melatonin oder fördert dessen raschen Abbau. Aufgrund ihrer Untersuchung wie auch gestützt auf weitere einschlägige Hinweise halten die Wissenschaftler die vor Krebs schützenden Eigenschaften des Melatonins für erwiesen.

Diese Entdeckung nährte in der Folge Spekulationen, wonach die Lichtschwemme unserer Zeit und die dadurch provozierte Tendenz immer weiterer Bevölkerungskreise, die Zeit der Nachtruhe zu verkürzen, zur epidemischen Verbreitung gewisser Krebsarten beigetragen haben könnte. Für diese Annahmen sprechen die wissenschaftlich erhärteten Feststellungen, dass Krebspatienten in der Regel einen deutlich niedrigeren Melatoninspiegel aufweisen als gesunde Personen und dass der Einfall von Licht auf die Netzhaut und die dadurch ausgelösten Nervensignale die Aktivität der Zirbeldrüse hemmen und die Melatonin-Produktion drastisch verringern.

Wenn Östrogen und Testosteron schlafende Krebszellen wecken ...

Ausserdem stellte sich die Frage, ob allenfalls ein zusätzlicher Zusammenhang zwischen Krebsrisiko und einer erhöhten Produktion von Östrogen bestehen könnte. Dies, nachdem es sich herausgestellt hatte, dass die Nachtarbeit eine leicht erhöhte Östrogen-Ausschüttung provoziert, und nachdem aufgrund anderer Untersuchungen bekannt geworden ist, dass ein zu hoher Östrogenspiegel auf Dauer die Entstehung von Mammakarzinomen begünstigen kann.

Dennoch halten die Verantwortlichen der Studie über die Zusammenhänge zwischen Nachtarbeit und Brustkrebs-Risiko eine ursächliche Beteiligung des erhöhten Östrogenpegels an der deutlich erhöhten Krebsrate für unwahrscheinlich. Denn die aktuelle Studie mit Frauen, die während mehr als 15 Jahren drei und mehr Nachtschichten pro Woche leisteten, zeigte durchwegs ein deutliches Melatonin-Defizit, während sich umgekehrt der Östrogenspiegel nur in sehr bescheidenem Masse erhöhte – unvergleichlich weniger stark, als dies bei Hormongaben zur Reduktion der Menopausen-Effekte der Fall ist, deren Risiken bei mehrjähriger Dauer-Anwendung bekannt sind.

Dazu kommt, dass langjährige Östrogenbehandlungen lediglich zu einer leicht erhöhten Anfälligkeit bei Brustkrebs führten, während die Untersuchung über die Auswirkungen der Nachtarbeit ein um 35 Prozent erhöhtes Risiko für Tumore im Dick- und im Enddarm ergab. Immerhin ist beabsichtigt, auf Wechselwirkungen zwischen Östrogen und Melatonin im Rahmen weiterer Untersuchungen einzugehen. Mit gutem Grund, dürften sich doch die Zusammenhänge ganz anders präsentieren, als man aufgrund erster Erkenntnisse annahm. Denn es scheint, dass Melatonin eine Art Barriere gegen die potenziell negativen Auswirkungen eines zu hohen Östrogenpegels bildet.

Melatonin bringt den körperlichen Hormonhaushalt ins Lot

In diesem Zusammenhang sei daran erinnert, dass Melatonin auf den körperlichen Hormonhaushalt eine ausgleichende Funktion ausübt. Deshalb ist auch davon auszugehen, dass eine gute Melatonin-Versorgung – mit einem ausgeglichenen Hormonhaushalt als Folge – Schutz vor den gefürchteten Nebenwirkungen langjähriger Östrogengaben zu bieten vermag, wogegen eine schwache Versorgung mit Melatonin solch negative Nebeneffekte begünstigen dürfte. In die gleiche Richtung weist auch die Tatsache, dass sich das Östrogen-assoziierte Brustkrebsrisiko mit zunehmendem Alter – und demzufolge abnehmender Melatonin-Produktion der Zirbeldrüse – verschärft.

Denn die meisten Krebsarten sind hormonabhängig, d.h. die Krebszellen werden durch bestimmte Hormone zum Wachstum angeregt. So sind beispielsweise die meisten Brustkrebs-Fälle Östrogen- und die meisten Prostatakrebs-Fälle Testosteron-abhängig. Dies zeigt sich besonders deutlich bei den so genannten «schlafenden Krebszellen». Dabei handelt es sich um inaktive Krebszellen, die vom Immunsystem nicht entdeckt wurden, völlig im Verborgenen bleiben und erst dann zu wuchern beginnen, wenn sie von Hormonen aktiviert werden. Östrogen, das männliche Pendant Testosteron und viele weitere Hormone verfügen über dieses zweifelhafte Potenzial zur Aktivierung von schlafenden Krebszellen und zur Stimulierung des Wachstums von Krebsgeschwüren.

Auf welche Art und Weise nun Melatonin den Organismus vor der Entstehung hormonabhängiger Krebsgeschwüre zu schützen vermag, ist noch weitgehend unbekannt. Es scheint jedoch, dass der regulierende und harmonisierende Effekt, den Melatonin auf den gesamten körperlichen Hormonhaushalt ausübt, einer Überproduktion und Übersteuerung gewisser Hormone vorbeugt und dass damit deren stimulierende Effekte auf schlafende Krebszellen und auf Krebsgeschwüre unterbleiben.

Ausserdem scheint dieser schützende «Stimulus-Blocker» nicht nur beim natürlichen Hormonhaushalt wirksam zu werden, sondern auch im Rahmen von Behandlungen. Will heissen: Es besteht Grund zur Annahme, dass negative Nebenwirkungen von Östrogen- und Testosteronbehandlungen unterbleiben oder zumindest stark abgeschwächt werden, wenn parallel dazu Melatonin-Präparate eingenommen werden.

Die zentrale Rolle eines intakten Immunsystems

Doch die Harmonisierung des Hormonhaushalts und die Vermeidung stimulierender Hormonstösse ist nur eine der vielfältigen Wirkungen, die Melatonin als Antikrebs-Substanz haben kann. Eine andere besteht in der Stimulierung des Immunsystems. Denn Krebs ist primär ein Problem der körpereigenen Abwehr: Ist diese geschwächt und sind dessen T-Zellen – deren Aufgabe es ist, bösartig mutierte Zellen aufzuspüren und auszuschalten – nicht mehr in der Lage, ihre Funktion auszuüben, so öffnet sich der Krebs-Ausbreitung im Körper gleichsam Tür und Tor.

Wie wichtig ein intaktes Immunsystem ist und wie hocheffizient es arbeitet, zeigt die folgende Begebenheit: Ein Patient, dem eine Spenderniere eingesetzt wurde und den man zum Vermeiden von Abstossungsreaktionen mit so genannten immunosuppressiven Mitteln behandelte, wurde plötzlich zu einem akuten Krebsfall. Der Grund: In der Spenderniere steckte ein unentdeckt gebliebenes, winziges Krebsgeschwür, welches unter dem Einfluss der immunosuppressiven Mittel vom körpereigenen Abwehrsystem nicht mehr in Schach gehalten werden konnte und deshalb stark zu wuchern und im ganzen Organismus Metastasen zu bilden begann.

Nachdem die Mittel abgesetzt und die Spenderniere wieder entfernt worden waren, erholte sich der Körper innerhalb kurzer Zeit: Nach wenigen Wochen war der Patient nicht nur erholt, sondern auch symptomfrei. Ein eindrückliches Beispiel für die Effizienz eines intakten Immunsystems und für die Funktion seiner T-Zellen. Melatonin hat die Fähigkeit, die Reagibilität dieses Systems zu erhöhen und die Effektivität der T-Zellen zu verstärken.

Im Weiteren scheint Melatonin – und das ist ein dritter wesentlicher Ansatzpunkt für seine Antikrebs-Eigenschaften – überall dort präventive wie auch therapieunterstützende Eigenschaften zu entfalten, wo die Regeneration der Zellen und Organe zu einer Beseitigung von Ermüdungserscheinungen sowie zu einer höheren Widerstandskraft und einer geringeren Anfälligkeit gegen Krankheiten beiträgt. Tatsächlich besteht hier ein enger Zusammenhang, sind doch ermüdete und geschädigte Zellen wie Organe a priori anfälliger auf Beeinträchtigungen ihrer Funktions- und Lebensfähigkeit als ausgeruhte.

Auch die Geriatrie kennt Funktion und Wert des Melatonins

Die Zusammenhänge zwischen Melatonin-Defizit und Krebsrisiko sind auch für die Geriatrie von höchstem Interesse. Effektiv dürfte die höhere Krebsanfälligkeit älterer Menschen nicht zuletzt dem Umstand zuzuschreiben sein, dass die menschliche Zirbeldrüse mit zunehmendem Alter immer weniger Melatonin produziert und der Schutz der Zellen vor degenerativen Veränderungen immer geringer wird. Hier könnte schliesslich auch die Antwort auf die Frage zu suchen sein, weshalb der Zirbeldrüse die Funktion einer Altersuhr zufällt, deren Leistungsabnahme in Form einer Melatonin-Minderproduktion offenbar die Aussichten auf ein langes Leben schmälert.

Dieser positive Einfluss regenerativer Effekte gilt nicht zuletzt auch bei manchen Arten von Kopfschmerzen, welche ganz oder teilweise auf Ermüdungserscheinungen zurückzuführen sind, wie sie nach Überbeanspruchungen durch innere oder äussere Faktoren entstehen. So berichten namentlich mehrere Personen, die Melatonin regelmässig einnehmen, dass ihre gelegentlichen Migräne-Attacken völlig verschwunden seien, während umgekehrt die auf einen gesteigerten Genuss von Wein und Spirituosen zurückzuführenden Kopfschmerzen nach wie vor – wenn auch zum Teil in gemilderter Form – auftauchen.

Ganz allgemein berichten Personen, welche regelmässig oder dauernd Melatonin einnehmen, von einer allgemein besseren Befindlichkeit und einer verringerten Neigung zu Unpässlichkeiten. Manche machten auch die Erfahrung, dass bestehende Medikationen – wie beispielsweise Schmerzmittel – unter dem Einfluss von Melatonin eine bessere Wirkung entfalten und ihnen die Verringerung der Dosierung ermöglichten. Solche Erfahrungen beruhen allerdings häufig auf Dosierungen, die deutlich über den normalen Supplementations-Empfehlungen liegen. (Mehr dazu im Kapitel über Dosierung und Einnahme von Melatonin).

Ein ideales Supplement für Prävention und Therapieunterstützung

Angesichts dieses breiten Wirkungsspektrums von Melatonin darf angenommen werden, dass entsprechende Supplementationen mit Präparaten aus diesem Schlüsselhormon tatsächlich zu einer signifikant höheren Krankheitsresistenz und einem allgemein besseren Gesundheitszustand beitragen können. Dies, obwohl zu diesem Thema lediglich Indizien und keine klinischen Langzeit-Studien vorliegen, wie sie für die Einstufung und Zulassung von Medikamenten gefordert werden. In diesem Zusammenhang sei daran erinnert, dass Melatonin nach (realistischer) amerikanischer Lesart kein Medikament, sondern ein Nahrungsergänzungsmittel ist, und dass die Erfahrungen von Konsumenten und Patienten in dieser Präparate-Kategorie häufig mindestens so wertvoll und aussagekräftig sind wie die Resultate wissenschaftlicher Studien.

Denn auch wenn in Bezug auf die Wirkungsweise von Melatonin in seiner Eigenschaft als Krebsinhibitor und unterstützendes Krebs-Therapeutikum noch vieles im Dunkeln liegt, so kann – entgegen allen gegenteiligen Behauptungen und Spekulationen, die bisweilen in der

Fach- und Publikumspresse publiziert werden – mittlerweile nicht mehr
am positiven Einfluss dieses Hormons gezweifelt werden. Zu erdrü-
ckend sind nämlich die Fakten aus Berichten über Experimente und
Studien, die in diesem Zusammenhang angestellt wurden und deren
Ergebnisse kaum Zweifel an der These lassen.

Dazu abschliessend noch ein Bericht aus Tierversuchen, der wohl die
letzten Zweifel ausräumen dürfte: Pierpaoli und Regelson berichten über
verschiedene Tierexperimente, in deren Rahmen den Versuchstieren die
Zirbeldrüse entfernt wurde. In allen dokumentierten Fällen wiesen die
Versuchstiere nach Entfernung ihrer Melatoninquelle eine deutlich höhere Neigung zur Entstehung von Krebsgeschwüren auf. Parallel dazu
ergaben Untersuchungen an Frauen mit Brustkrebs und an Männern mit
Prostatakrebs, dass diese grösstenteils abnormal tiefe Melatoninwerte
aufwiesen. Und eine weitere Studie wies nach, dass die Tendenz zur
Zirbeldrüsen-Verkalkung unter entsprechender Rückbildung der Melatonin-Produktion mit einer deutlich höheren Anfälligkeit für Brustkrebs
assoziiert ist. Tatsächlich geht auch das signifikant geringere Brustkrebs-
Risiko in Japan mit einer weitaus geringeren Häufigkeit von Zirbel-
drüsen-Verkalkungen einher.

Wann (endlich) wird Melatonin zum therapie-unterstützenden Standard-Supplement?

Die in diesem Kapitel erwähnte Entdeckung eines australischen Arztes, dem in der Mitte des vergangenen Jahrhunderts die therapieunterstützenden Effekte des Melatonins bei der Behandlung von Krebspatienten auffielen, wurde leider während über 30 Jahren nicht zur Kenntnis genommen. Hätten sie in der Fachwelt die gebührende Aufmerksamkeit gefunden, so hätten wohl unzählige Krebspatientinnen und Krebspatienten davon profitieren können. So aber blieb es den beiden Forschern William Regelson und Walter Pierpaoli vorbehalten, die erstaunliche Entdeckung Fachleuten und Laien in ihrem 1996 erschienenen Werk über Melatonin bekannt zu machen.

In der Folge wurde die Publikation von mehreren Ärzteteams aufgegriffen und zu eigenen Forschungen in diesem Bereich genutzt. Ein Grossteil dieser neuen Untersuchungen bestätigte die Resultate des australischen Arztes. Zehn Studien zu diesem Thema wurden von einem Team der McMaster-Universität im kanadischen Hamilton ausgewertet. Resultat: Eine Melatonin-Supplementation verringert das Todesfallrisiko von Krebspatienten in einem Jahr um gut einen Drittel. Dies bei Dosierungen zwischen 10 und 40 mg pro Patient und Tag.

Auch diese Ergebnisse sind Aufsehen erregend, und zwar in einem Masse, das eigentlich ein verbreitetes Engagement seitens führender Stiftungen und Institute erwarten lassen dürfte. Ein Engagement in dem Sinne, dass die Resultate der vorliegenden Untersuchungsberichte in breit angelegten Reihenuntersuchungen und Kohortenstudien erhärtet und vertieft werden. Noch hellhöriger müssten jedoch Gesundheitsbehörden und -politiker sowie Krankenversicherungen darauf reagieren – Institutionen und Funktionsträger, deren Ziel es angeblich ist, die explodierenden Gesundheitskosten in den Griff zu bekommen.

Denn: Sollte es sich herausstellen, dass Melatonin tatsächlich jene präventiven und therapieunterstützenden Eigenschaften hat, welche die bisherigen Erkenntnisse und Indizien vermuten lassen, so dürfte hier ein sehr kostengünstiges und standardisierbares Supplement zur Verfügung stehen, welches geeignet ist, eine effiziente Krebsprävention und eine substanzielle Verbesserung der Erfolgsaussichten von Krebstherapien herbeizuführen. Bisher war jedoch von einer derartigen Reaktion in den massgeblichen Kreisen nichts zu vernehmen.

Ungleich störender ist in diesem Zusammenhang allerdings die Tatsache, dass sich in Europa Gesundheitsbehörden mit Rücksicht auf einen undifferenzierten Agrarprotektionismus dafür instrumentalisieren lassen, die Zulassung von Melatonin als Nahrungsergänzungsmittel nach Kräften zu blockieren oder gar zu hintertreiben. Mit dieser Mischung aus schierem Autismus und konsequenter Intransigenz wird faktisch verhindert, dass sich initiative Kreise aus der medizinischen Szene empirisch mit der Thematik auseinanderzusetzen beginnen. Melatonin ist dafür nicht etwa ein Einzel-, sondern vielmehr ein typischer, ja exemplarischer Fall.

Deshalb dürften wohl noch viele Jahre ins Land gehen, ehe an Stelle eines – ohnehin nur fiktiven und von qualitätsmindernden Schuldzuweisungen überlagerten – Wettbewerbs unter den Leistungsträgern des Gesundheitswesens neue und kostengünstige präventive, therapeutische und therapieunterstützende Strategien, Massnahmen und Erzeugnisse gefördert werden. Das natürliche Produkt Melatonin könnte den Anfang eines solchen Umdenk-Programms bilden.

Dosierung und Einnahme von Melatonin

Da es sich bei Melatonin-Präparaten aus wissenschaftlicher Sicht um Nahrungssupplemente handelt, die lediglich aus politischen Gründen in manchen Ländern als Medikamente eingestuft werden, ist die Dosierung stark individuell geprägt. Ausserdem kommt es darauf an, zu welchem Zweck und mit welcher Zielsetzung die Substanz eingenommen wird. Immerhin gibt es Erfahrungs- und Richtwerte, welche den Konsumenten helfen können, die für sie richtige Dosierung einfacher und rascher zu finden.

Wer sich über Bedingungen und Modalitäten für Dosierung und Einnahme von Melatonin informieren will, sollte sich zunächst einmal der Tatsache bewusst sein, dass es sich hier nicht um ein Medikament, sondern um ein Nahrungsergänzungsmittel handelt. Nahrungsergänzungsmittel haben die Eigenschaft, dass sie einerseits über eine grosse Dosierungstoleranz verfügen und dass anderseits ihre Wirkung stark durch die individuellen Merkmale des Organismus wie auch durch die Lebens- und Ernährungsgewohnheiten jener geprägt werden, die sie nutzen. Dies bedeutet in der Praxis, dass jede Person, die Melatonin für sich selbst nutzen will, die für sie richtige Dosierung selbst ermitteln muss.

Die Dosis hängt von der Zweckbestimmung ab

Immerhin gibt es aufgrund einer Unzahl von Erfahrungsberichten von Leuten, die Melatonin seit langem regelmässig verwenden, gewisse Indikatoren: Dies im Sinne von Richtwerten, welche dem Einzelnen helfen, die für ihn richtige Dosierung relativ rasch selbst ermitteln zu können. Dabei müssen sich jedoch die angehenden Melatonin-Konsumenten zunächst einmal darüber klar werden, wozu sie die Substanz nutzen möchten. Hier unterscheidet man – getreu dem breiten Wirkungsspektrum des Hormons – zwischen fünf verschiedenen Zielsetzungen:

● **Anti-Aging-Substanz:** Durch die Optimierung der chronobiologischen Funktionen, den Ausgleich der Lebensrhythmen, die Förderung der Regeneration und die Stimulierung der Gewebe-Erneuerung erzielt Melatonin lebensverlängernde Wirkungen.

- **Schlafmittel:** Melatonin ist ein mildes, nebenwirkungsfreies und doch sehr effizientes Mittel zur Förderung der Einschlafphase, des Durchschlafens und der Schlafqualität.

- **Schlüsselstoff für hormonellen Ausgleich und Stressbewältigung:** Mit seiner Eigenschaft, die Wirkungsweise der anderen Hormone im Körper zu koordinieren, zu harmonisieren und zu optimieren ist Melatonin ein wirksames Mittel für den Stimmungsausgleich und den Stressabbau.

- **Mittel zur Krankheits-Prävention:** Dank seiner ausgleichenden und regulativen Funktionen stärkt Melatonin auch die einzelnen Körperorgane und macht sie resistenter gegen Krankheiten aller Art.

- **Libido- und Potenzförderungsfunktion:** Ins Kapitel der Steuerung des Hormonhaushalts gehört auch die Stimulierung der Sexualhormone in einem körperverträglichen und nachhaltigen Sinn.

Hier nun die Einzelheiten zu diesen Funktionen – verbunden mit Hinweisen auf bewährte Dosierungen und Einnahmezeitpunkte bzw. -formen. Wobei nochmals und einschränkend zu betonen ist, dass die hier vermittelten Ansätze und Richtwerte auf Erfahrungen von Dritten beruhen und lediglich als Hinweise für die möglichst zügige Ermittlung einer individuellen und nutzwertorientierten Verwendung dienen sollen.

Anti-Aging

Wird Melatonin mit dem Ziel konsumiert, der Altersuhr ein Schnippchen zu schlagen und eine längere wie auch vitalere Senioren-Phase zu erleben, so ist primär auf einen Ausgleich der altersbedingten Minderproduktion der Zirbeldrüse zu achten. Dies in dem Sinne, dass man auch im Alter einen Melatoninpegel beibehalten kann, den man in jungen Jahren erreichte. Hier gibt es aufgrund von Reihenuntersuchungen über die altersbedingte Abnahme des Melatonin-Ausstosses einige sachdienliche Durchschnittswerte. Die beiden führenden Melatonin- und Altersforscher Piarpaoli und Regelson haben auf dieser Grundlage die folgende altersspezifische Bedarfsübersicht erarbeitet:

Alter:		**Dosierung:**	
	40 bis 44 Jahre		1 mg
	45 bis 54 Jahre		1 bis 2 mg
	55 bis 64 Jahre		2 bis 3 mg
	65 bis 74 Jahre		3 bis 6 mg
	75 Jahre und älter		4 bis 6 mg

Doch auch hier gilt der Grundsatz, dass jeder Konsument – aufbauend auf die obgenannten Empfehlungen – den für ihn selbst richtigen bzw. optimalen Weg selbst finden muss. Das tut man am besten dadurch, dass man – ausgehend vom jeweiligen Dosierungshinweis in der Tabelle – über eine längere Phase die Dosis leicht erhöht oder absenkt und die Wirkung kritisch an sich selbst beobachtet. Parameter ist dabei die allgemeine Befindlichkeit: Wenn sich diese dank einer leicht erhöhten Dosis verbessert, so darf davon ausgegangen werden, dass man sich auf dem richtigen Pfad befindet. Andernfalls ist die Menge wieder zu reduzieren.

Schlafförderung und Jetlag-Kompensation

Die in Mitteleuropa wohl bekannteste Wirkung von Melatonin ist die eines sanften, nebenwirkungsfreien Schlafmittels. Da der Körper für einen guten, regenerierenden Schlaf auf dieses Hormon angewiesen ist und die Zirbeldrüse mit fortschreitendem Alter immer weniger Melatonin produziert, führt dieses Versorgungsdefizit bei älteren Personen häufig zu Schlafproblemen: Mühe beim Einschlafen und häufiges Aufwachen sind gleichsam an der «Nachtordnung».

Wo Melatoninmangel und nicht andere Sachverhalte – wie beispielsweise psychische Probleme, falsche Ernährung oder krankheitsbedingte Schmerzen – die Hauptursache dafür bilden, kann mit einer Melatonin-Supplementation tatsächlich eine bessere Schlafqualität erreicht werden. Der richtige Einnahmezeitpunkt liegt hier etwa eine halbe Stunde vor dem Zubettgehen, wobei die optimale Dosierung individuell gefunden werden muss.

Am besten geht man dabei so vor, dass zunächst mit einer Tablette von 1 mg begonnen wird. Stellt sich der Schlaf nach 20 Minuten in horizontaler Lage noch nicht ein, so ist eine weitere Tablette einzunehmen und danach –wenn sich der süsse Schlummer immer noch nicht einstellen will – alle 20 Minuten eine zusätzliche. Es ist davon auszugehen, dass jene Dosis, mit der man schliesslich in Orkus' Reich abtaucht, die richtige ist. Dies unter der Voraussetzung, dass man bei mehreren solchen Versuchen stets zum gleichen Resultat gelangt. Liegt man dagegen auch bei weiteren Versuchen nach drei Stunden immer noch wach, so besteht Grund zur Annahme, dass sich das Schlafproblem mit Melatonin alleine nicht lösen lässt.

Anders verhält es sich beim Jetlag, dem bekanntlich auch jüngere Leute ausgesetzt sind: Hier wird Melatonin zur gewohnten Schlafenszeit eingenommen, um das durch die verschobene innere Uhr verursachte Melatonin-Defizit auszugleichen. Nach zwei bis drei Tagen sollte das Problem vollständig behoben sein und sich die Schlafzyklen so weit normalisiert haben, dass das Melatonin-Präparat wieder abgesetzt werden kann.

Hormoneller Ausgleich und Stressbewältigung

Viele Befindlichkeitsstörungen, die sich nicht einwandfrei diagnostizieren lassen, dürften auf einen unausgeglichenen Hormonhaushalt zurückzuführen sein. Will heissen: Von den einen Hormonen erhält der Körper zu viel, von den andern zu wenig. Die Ursachen können bei einer falschen Ernährungsweise, bei einem zu grossen Konsum von Genussgiften wie Alkohol und Nikotin, bei einer beruflich oder privat bedingten psychischen Überforderung, bei einer unausgeglichenen körperlichen Hormonproduktion, bei einer Krankheit – auch bei einer chronischen oder unentdeckten – sowie bei vielen weiteren Teil-Ursachen zu suchen sein, die unseren Hormonstatus beeinflussen.

Dabei entsteht häufig eine Wechselwirkung – ein Phänomen übrigens, von dem heute noch kaum gesprochen wird. Tatsächlich können psychische und somatische Probleme den Hormonspiegel stark durcheinander bringen, während umgekehrt ein unausgeglichener Hormonspiegel zu psychischen und körperlichen Befindlichkeitsstörungen führen kann. Besonders häufig und ausgeprägt sind dabei die Wechselwirkungen bei Stress. Dieser kann zu hormonellen Problemen führen, und umgekehrt führen hormonelle Probleme häufig zu Stress.

Melatonin hat die Eigenschaft, dass es als «Regler der Regler» einen hormonellen Ausgleich schafft und so den aus dem Ruder gelaufenen Hormonhaushalt wieder ins Lot bringen kann. Dies hat zur Konsequenz, dass die Körperfunktionen in einem geordneten Rahmen ablaufen und damit hormonbedingte Extrembeanspruchungen unterbleiben. Bei einer Ausbalancierung des Hormonhaushalts werden auch Stressfaktoren abgebaut und Hormone in ihrer Wirkung gedämpft, die sonst Krebs auslösen und dessen Proliferation fördern können.

Bei dieser Anwendung muss die richtige Dosierung ebenfalls individuell gefunden werden. Wobei man wissen muss, dass bei der Supplementation von Melatonin mit dem Ziel des hormonellen Ausgleichs und der Stressbewältigung durchaus deutlich grössere Mengen notwendig sein können als bei Anti-Aging- oder Schlafförderungs-Funktionen –

besonders dann, wenn es darum geht, mit Stress-Situationen fertig zu werden. Hier sind auch Dosierungen von 10 bis 20 mg denkbar. Allerdings sollte auch in diesen Fällen die Dosierung nur nach und nach und in kleinen Schritten erhöht werden. Ausserdem kann es sehr sinnvoll sein, die nächsten Angehörigen in eine entsprechende Testphase einzubeziehen, da diese im mentalen und verhaltensspezifischen Bereich eine Veränderung zumeist rascher wahrnehmen als die direkt Betroffenen selbst.

Prävention von Krankheiten und Befindlichkeitsstörungen
Unter dem Aspekt der Verhütung von Krankheiten fallen bei Melatonin namentlich drei Wirkungsweisen ins Gewicht. Es sind dies der hormonelle und rhythmische Ausgleich, dann die resistenzfördernde Regeneration der Zellen und Körperorgane und schliesslich die Stärkung des Immunsystems.

In diesem Anwendungsbereich kann Melatonin auch problemlos mit anderen Substanzen des orthomolekularen Bereichs kombiniert werden – wie beispielsweise mit Vitaminen und Mineralstoffen sowie spezifischen Naturprodukten zur Stärkung und Ausbalancierung des Immunsystems. Als besonders wertvoll erweisen sich dabei Kolostralmilch-Präparate, die in ausgewogener Zusammensetzung alle Stoffe enthalten, die geeignet sind, das körpereigene Abwehrsystem und dessen Reagibilität zu stärken.

Aber auch der natürliche Schlaf-Wach-Rhythmus und die optimale Wirksamkeit eines regenerierenden Schlafs sind Funktionen, die dem Körper einen hohen Schutz vor gesundheitlichen Beeinträchtigungen aller Art bieten. Während gesunde Zellen nahezu jeder Anfechtung durch Krankheitserreger und sogar manchen Giftstoffen Paroli bieten, wird die kranke Zelle und das ermüdete Gewebe rasch zum Opfer solcher Beeinträchtigungen.

Bei präventiven Anwendungen von Melatonin gelten ähnliche Kriterien wie für die Anti-Aging-Applikationen. Denn auch hier geht es darum, ein altersbedingtes Melatonin-Defizit optimal auszugleichen. Etwas anders liegt der Fall dort, wo Melatonin zur Therapieunterstützung und Rekonvaleszenzförderung genutzt wird. Hier können vorübergehend auch höhere Dosen eingesetzt werden.

Förderung von Potenz und Libido

Die meisten Probleme mit der Libido und der Potenz haben ihre Ursachen nicht in einem körperlichen Versagen, sondern schlicht und einfach auf mentaler und hormoneller Ebene. Denn die Prozesse, die im erotischen und sexuellen Bereich ablaufen, werden primär über das hormonelle System gesteuert. Ist dieses gestört, so ist auch das libidinöse Verlangen tangiert und die für die amourösen Praktiken erforderliche Erregung beeinträchtigt.

Besonders negativ wirkt sich dabei jede Form von Stress aus. Dieser bringt das hormonelle System in einem Masse aus dem Gleichgewicht, dass der Körper in gewissen Bereichen nicht mehr dem Hirn gehorcht und dass bestimmte Funktionen nicht mehr steuerbar sind. Kann dieses Problem bereits in jungen Jahren auftreten, so verschärft es sich mit dem Alter, wenn gewisse Körperfunktionen träger werden und die Spannkraft nachlässt.

Von entscheidender Bedeutung ist dabei eine ganz bestimmte Form von Stress – die Versagensangst. Diese funktioniert wie ein circulus vitiosus: Allein die Angst, nicht genügen zu können, vermag beim Mann schon eine unterschwellige Panik auszulösen, als deren Folge es dann fürs Erste tatsächlich zu einem Versagen kommt. Und dieses wiederum verstärkt die Panik, wodurch erst recht eine Blockade entsteht, die sich im Verlauf des Kontakts verstärkt und schliesslich zu einem heftigen Frustrations-Erlebnis führt.

Bei der Melatonin-Supplementation mit dem Ziel, bessere Bedingungen für das Sexualleben zu schaffen, gelten primär die Feststellungen und Hinweise für den Bereich des Hormonausgleichs. Denn mit dem Stress-Abbau und der Nivellierung der Spitzen im hormonellen Bereich ist bereits eine der Hauptversagensängste ausgeschaltet. Gleichsam als «Overtip» kann im Hinblick auf amouröse Stunden eine weitere Dosis Melatonin eingenommen werden – wobei zu beachten ist, dass zwischen Einnahme und Wirkungseintritt 15 bis 30 Minuten vergehen.

Noch ein Wort zum Zeitpunkt der Einnahme

Ganz allgemein ist bei Melatonin zu bedenken, dass die Substanz schlaffördernde Eigenschaften hat und dadurch Müdigkeit auslöst. Weiter gilt es zu beachten, dass beim Einfall von Licht auf die Netzhaut nicht nur die Produktion von Melatonin durch die Zirbeldrüse gestoppt, sondern auch der vorhandene Melatoninspiegel rascher abgebaut wird. Melatonin sollte deshalb stets am Abend eingenommen werden; andernfalls kann es zu unerwünschten Nebenwirkungen kommen.

Zwar ist das Risiko solch unerwünschter Nebenwirkungen nicht zu dramatisieren, da die müdigkeitsfördernde Eigenschaft des Melatonins durch Licht stark gemindert wird. Dennoch ist Vorsicht geboten – insbesondere bei Aktivitäten, die die ganze Aufmerksamkeit des Individuums erfordern, wie beispielsweise Autofahren oder Arbeiten mit einem erhöhten Risiko von Fehlmanipulationen oder Verletzungen. Dazu zählt letztlich auch die Arbeit in der Küche.

Die Einnahme von Melatonin-Präparaten vor dem Zubettgehen ist auch deshalb sinnvoll, weil sich die Regeneration des Körpers und der hormonelle Ausgleich in einer Phase der absoluten Ruhe vollziehen sollten. Die Empfehlung, Melatonin vor dem Schlafengehen einzunehmen, gilt denn auch für alle hier aufgeführten Anwendungen und Zielsetzungen.

Einzige Ausnahme bildet die zusätzliche Einnahme des Stoffs im Sinne eines Libido-Verstärkers. Bei dieser Anwendung kann die Zusatzdosis – mit Blick auf einen Wirkungseintritt nach 20 bis 30 Minuten – durchaus zu einem anderen Zeitpunkt als vor dem Schlafengehen eingenommen werden. Ein unerwünschter Nebeneffekt im Sinne einer erhöhten Schläfrigkeit kann dabei zwar nicht ausgeschlossen werden. Diese dürfte jedoch kaum in einem Zustand der Erregung, sondern erst nach vollzogenem Liebesakt wirksam werden – und mag dabei bisweilen gar erwünscht sein.

Melatonin mit sofortiger oder verzögerter Wirkung?

Auf dem Markt sind heute Melatoninpräparate in verschiedensten Dosierungen und Darreichungsformen erhältlich. Diese reichen von der Tablette über die Kapsel bis zur Bonbon-ähnlichen Lutschtablette. Die am meisten verbreitete Form ist die der Mini-Tablette mit 1 oder 3 mg Wirkstoff – wobei letztere mit Sofort- oder verzögerter Wirkung erhältlich ist. Diese werden im amerikanischen Markt – wo Melatonin-Produkte als Nahrungsergänzungsmittel uneingeschränkt erhältlich sind – als «slow release tablets» deklariert.

«Sofort» bedeutet, dass die Wirkung etwa 20 bis 30 Minuten nach Einnahme des Präparats eintritt. «Slow Release» dagegen heisst, dass die entsprechenden Tabletten magensaftresistent sind und ihren Wirkstoff erst im Darm freisetzen – und zwar nicht alles auf einmal, sondern auf zwei bis drei Phasen verteilt. Dazu wird das Melatonin-Präparat einer Mikroverkapselung in unterschiedlichen Stärken unterzogen.

Tabletten für Sofortwirkung dienen dabei primär als Einschlafhilfe, während die Slow-Release-Variante vor allem das ungestörte Durchschlafen unterstützen soll. Beide Formen lassen sich sehr gut miteinander kombinieren und können besonders in Fällen, die sowohl von Einschlafproblemen wie auch von häufigem Aufwachen während der Nacht geprägt sind, zu einer entscheidend besseren Schlafqualität beitragen.

Für den Hormonausgleich und die anderen Anwendungen sind grundsätzlich beide Tablettenformen geeignet. Dennoch empfiehlt es sich, bei höheren Dosierungen auf die Kombination von Sofortwirkung und Slow-Release-Effekt abzustellen. Denn es kann durchaus von Vorteil sein, wenn die Wirkstoff-Freisetzung – parallel zur Eigenproduktion der Zirbeldrüse – gut über die ganze Ruhephase verteilt wird.

Was tun bei Depressionen?

Meist wird bei Depressionen dringend von der Einnahme von Melatonin abgeraten. Dies aufgrund der Überlegung, dass eine Substanz, deren Einnahme Schläfrigkeit verursachen kann, die depressiven Symptome noch verstärken könnte. Dazu kommt, dass eine zwar relativ harmlose, doch häufige Form der Depression – die so genannte «Winterdepression» oder «Depression der langen Nächte» – mit einem Lichtmangel assoziiert ist. Da Melatonin in der Dunkelheit ausgeschüttet wird, liesse sich auch hier ein Indiz dafür finden, dass eine Melatonin-Supplementation bei Depressionen kontraproduktiv wirken könnte.

Diese Annahmen beruhen jedoch auf einer «eindimensionalen» Einschätzung des Stoffs und seiner Wirkungen. Betrachtet man nämlich das ganze Wirkungsspektrum der Substanz, so fällt auf, dass es auf der andern Seite eine ganze Reihe von Aspekten gibt, die tendenziell darauf hinweisen, dass eine Depression weit eher mit einem gestörten Melatonin-Haushalt und einem niedrigen Melatoninspiegel einhergeht als umgekehrt.

Da sind einmal die Auslöser von Depressionen zu nennen, die sich in mancherlei Hinsicht mit Störungen decken, welche mit einem Melatonin-Defizit assoziiert sind und/oder mit einer Melatonin-Supplementation gemildert oder behoben werden können. So beispielsweise Stress, hormonelle Fehlsteuerungen und Versagensängste im beruflichen und privaten Bereich. Alles Störungen, für deren Behebung Melatonin nach dem aktuellen Stand des Wissens bzw. aufgrund von Erfahrungen als Supplement der Wahl gelten darf.

Von entscheidender Bedeutung sind dabei die häufigen Wechselwirkungen, die diese gesundheitlichen Störungen prägen: Stress beispielsweise führt häufig zu Depressionen und umgekehrt ziehen Depressionen weitere Stress-Situationen nach sich. Eine ähnliche Wechselwirkung besteht zwischen Depression und Immunsystem. Insbesondere Altersdepressionen scheinen von einer nachlassenden Immunabwehr begünstigt zu werden. Denn eine höhere Disposition zu Krankheiten drückt auf die Stimmung der Betroffenen und dies wiederum schwächt deren Abwehr. Entsprechende Zusammenhänge können unter anderem aus einer Studie der Universität Ohio herausgelesen werden.

Ebenfalls wissenschaftlich dokumentiert sind die Zusammenhänge zwischen kardiovaskulären Problemen und Depressionen. So wurde festgestellt, dass ein Herzinfarkt die Prädisposition zu Depressionen dramatisch erhöht. Umgekehrt wirken sich Depressionen negativ auf die Herzleistung aus. Etwas anders präsentiert sich die Situation bei den Gefässen: Hier konnte durch Reihenuntersuchungen nachgewiesen werden, dass unter Depressiven die Atherosklerose stark verbreitet ist. Diese wiederum führt nicht nur zu einem höheren Blutdruck, sondern auch zu einer schlechteren Versorgung des Organismus mit orthomolekularen Stoffen. Und auch zwischen solchen Versorgungsdefiziten und Depressionen bestehen zumindest indirekte Zusammenhänge.

Ein weiterer interessanter Aspekt ist der von Melatonin geförderte und gesteuerte Regenerationsprozess: Vieles weist darauf hin, dass bei depressiven Verstimmungen sowohl die somatischen wie auch die mentalen Regenerationsprozesse schlecht oder zumindest suboptimal ablaufen. Ausserdem zeigen die vielfältigen Wechselwirkungen, dass offensichtlich zufolge der ausbleibenden Regeneration häufig eine Art Strudel entsteht, in den es die Betroffenen immer weiter hinein- und hinunterzieht. Das könnte auch eine Erklärung dafür sein, weshalb so viele Depressionen trotz ärztlicher Hilfe im Suizid enden.

Es gibt Indizien dafür, dass gerade Melatonin ein sanftes, aber nachhaltiges Mittel der Wahl sein könnte, um die bei Depressionen aus der Kontrolle laufende «Software» – um hier einmal mehr diesen vielleicht etwas salopp wirkenden, aber treffenden Vergleich zu nutzen – wieder in die Ausgangsposition zu bringen. Zwar existieren zu diesem Aspekt noch keine aussagekräftigen wissenschaftlichen Studien, doch sind hier Wirkungszusammenhänge – die im Übrigen durch Aussagen Betroffener gestützt werden – nicht von der Hand zu weisen.

Allerdings sollten Personen, die wegen ihrer Depressionen in ärztlicher Behandlung stehen, Melatonin nicht auf eigene Faust einnehmen, sondern sich mit ihrem Arzt darüber absprechen und entsprechende Supplementationen unter dessen Kontrolle durchführen. Ausserdem sollte auch bei der Ermittlung der adäquaten Dosierung sehr subtil vorgegangen werden. Dies umso mehr, als es unter dem Einfluss des Melatonins häufig zu einer Wirkungssteigerung der antidepressiven Medikamente kommt, deren Dosis in der Folge zu reduzieren ist.

Es gibt im Weiteren auch Indizien dafür, dass – entgegen früherer Empfehlungen – Melatonin und das in vielen Fällen sehr effizient wirkende pflanzliche Antidepressivum Johanniskraut durchaus harmonieren und eine überzeugende Gesamtwirkung erzielen können. Allerdings sollten entsprechende Präparate nie parallel, sondern das Melatonin stets am Abend und das Johanniskraut- bzw. Hypericum-Präparat am Morgen eingenommen werden.

72

Nahrungssupplement oder Heilmittel?

Während Melatonin seit 1994 in den USA als Nahrungsergänzungsmittel frei erhältlich ist, wird dieser hormonelle Stoff von europäischen Gesundheitsbehörden als potenziell gefährlich eingestuft und – obwohl dessen gute Verträglichkeit im Gegensatz zu manchen hier frei erhältlichen Medikamenten längst erwiesen ist – als rezeptpflichtiges Medikament betrachtet. Die Gründe dafür liegen indessen nicht im Bereich des Konsumenten- und Patientenschutzes – wie offiziell behauptet wird –, sondern in einer sehr speziellen Form des europäischen Wirtschafts- und Agrarprotektionismus.

Europäische und nordamerikanische Gesundheitsbehörden liegen sich nach wie vor in den Haaren über der Frage, ob Melatonin als Medikament oder als Nahrungsergänzungsmittel zu betrachten sei. Nach amerikanischer Auffassung – und gestützt durch das 1994 vom US-Kongress beschlossene Gesetz über Nahrungsergänzungsmittel und Gesundheitserziehung – handelt es sich eindeutig um ein Ergänzungsmittel, welches als solches nicht den Bestimmungen über Heilmittel, sondern jenen über Nahrungsmittel unterliegt.

Europäische Stellen dagegen sind mehrheitlich der Ansicht, dass es sich um ein Heilmittel handle, welches nach pharmazeutischen Grundsätzen herzustellen, zu vertreiben und zu kontrollieren sei. Diese Auffassung hat sowohl zulassungsspezifische wie auch preisliche und ethische Konsequenzen, die bei europäischen Konsumenten häufig für Verwirrung sorgen und auf die hier zum besseren Verständnis der Situation kurz eingegangen sei. Zunächst aber interessiert die Erwägung, welcher Status dem Melatonin aus objektiver, gesundheits- wie wirtschaftspolitisch unvoreingenommener Betrachtung zukomme.

Melatonin verfügt über keine medizinische Indikation …

Im Vordergrund steht dabei die Frage, ob Melatonin über eine medizinische Indikation als Mittel zur Bekämpfung spezifischer Krankheiten verfüge. Dies ist eindeutig nicht der Fall. Vielmehr ist Melatonin ein vom Körper selbst gebildeter Stoff, welcher der Steuerung des Schlafs und der körperlichen Regeneration dient. Eine Unterversorgung mit diesem Stoff – wie sie insbesondere im Alter auftritt – kann eine geringere

Schlafqualität, einen rascheren Verschleiss des Organismus und eine höhere Anfälligkeit für Krankheiten aller Art zur Folge haben. Das ist zwar durchaus von gesundheitlicher Relevanz, doch ist die Wirkung – was die Beeinflussung spezifischer Krankheitsverläufe betrifft – lediglich indirekt und allgemein, so dass die für Medikamente massgebliche Indikation fehlt. Aus dieser Sicht ist die Wirkung von Melatonin mit jener von Stärkungsmitteln vergleichbar, die dem Bereich der Nahrungs- und Nahrungsergänzungsmittel zuzuordnen sind.

Es handelt sich somit um einen eigentlichen Vitalstoff – vergleichbar etwa mit dem auch in Europa allgemein als Nahrungsergänzungsmittel anerkannten L-Carnitin. Auch L-Carnitin wird vom Körper selbst gebildet, wobei es – analog zum Melatonin – ernährungs- oder altersbedingt zu Mangelsituationen kommen kann. L-Carnitin fördert die Fett-Metabolisierung und die Verfügbarkeit dieses wichtigen Energieträgers für die Körper- und dabei insbesondere die Muskelzellen – auch jene des Herzmuskels. Eine Unterversorgung führt zu einer geringeren körperlichen Leistungsfähigkeit und häufig auch zu einer geringeren Herzleistung. Die Supplementation mit L-Carnitin wird deshalb als Mittel der Wahl für die Steigerung der körperlichen Leistungsfähigkeit akzeptiert. Das Mittel gilt auch im Sport als unbedenklich. Die ernährungsphysiologisch/pharmakologische Analogie zu Melatonin ist somit offenkundig.

Wesentlich ist im Weiteren der Aspekt, ob es sich bei Melatonin um einen ausschliesslich synthetisch zu gewinnenden Stoff handelt und ob sich aus dessen Konsum gesundheitsgefährdende Nebenwirkungen ergeben können. Beides ist zu verneinen. Melatonin ist ein völlig natürlicher Stoff und könnte auch aus natürlichen Quellen gewonnen werden. Die relativ einfache Synthetisierung erfolgt einerseits aus Kosten- und anderseits aus Sicherheitsgründen – weil die Reinheit damit besser gewährleistet und das Risiko von Kontaminationen gesenkt werden kann.

... und zeitigt keine unerwünschten Nebenwirkungen.
Was die Frage der unerwünschten Wirkungen betrifft, so konnten bislang keine negativen, auf eine Supplementation des Stoffs zurückzuführenden Nebenwirkungen beobachtet werden. Und dies nicht etwa im Labortest oder in klinischen Versuchen, sondern in der Realität: Seit der Mitte der neunziger Jahre wird die Substanz vorwiegend in den USA von

74

Millionen von Menschen regelmässig konsumiert, ohne dass sich daraus – natürlich nur bei vorschriftsgemässem Gebrauch – relevante gesundheitliche Probleme ergeben hätten. Auch in dieser Hinsicht zeigt sich somit eine deutliche Abgrenzung zum Heilmittel.

Von Belang ist schliesslich noch die Frage, ob ein Melatonin-Mangel per se als Krankheit und ein Ausgleich dieses Mangels demzufolge als Heilvorgang zu betrachten sei. Auch dies ist unzutreffend, ist doch die Minderproduktion von Melatonin durch die Zirbeldrüse eine altersbedingte Erscheinung. Und Alter ist bekanntlich ein natürlicher biologischer Vorgang und keine Krankheit. Umgekehrt sind Handlungsweisen, die darauf abzielen, die gestiegene Lebenserwartung körperlich und geistig besser bewältigen zu können, kein Heilvorgang, sondern Massnahmen zur Steigerung der Fitness – und damit etwa ähnlich zu gewichten wie gezieltes körperliches Training zur Förderung der Sauerstoff-Versorgung und zur Erhaltung von Beweglichkeit und Spannkraft.

Aus sachlicher Betrachtung eindeutig ein Nahrungssupplement!
Wirkung und Nutzen charakterisieren Melatonin somit eindeutig als Nahrungsergänzungs- und nicht als Heilmittel. Dennoch steht es jeder Gesundheitsbehörde allein aufgrund ihrer Verfügungskompetenz frei, Substanzen gleich welcher Art als Heilmittel zu deklarieren und einer pharmazeutischen Kontrolle zu unterwerfen – selbst getrocknete Bohnen und Radieschen, wenn damit aufgrund irgendwelcher Thesen oder Spekulationen der Verlauf von Krankheiten günstig beeinflusst und die Genesung gefördert werden könnte.

Bisweilen schützt lediglich die offensichtliche Lächerlichkeit entsprechender Massnahmen die Konsumenten vor solchen Übergriffen übereifriger Beamter. In diesem Zusammenhang sei lediglich daran erinnert, dass vor nicht allzu langer Zeit die Schweizerische Kontrollstelle für Heilmittel allen Ernstes daran dachte, den Anbau von Heilkräutern unter Bewilligungspflicht zu stellen. Die Sache fand erst ein jähes Ende, als die Boulevardpresse die Frage thematisierte und sich nach der Zurechnungsfähigkeit der Erfinder dieses Vorschlags erkundigte.

Diese Form des Schutzes versagt natürlich überall dort, wo die zu beurteilenden Substanzen relativ unbekannt sind und bisweilen auch die behördlichen Sachbearbeiter nicht über die Kompetenz zu deren fachlich korrekter Beurteilung verfügen. So beispielsweise auch bei Melatonin, welches in Europa schon früh auf die Schiene der rezeptpflichtigen Medikamente geschoben wurde – unter anderem mit dem Hinweis, dass es noch an Langzeiterfahrungen über die Wirkung dieser Substanz fehle. Ein Witz! Denn inzwischen sind seit der Einstufung des Melatonins als Nahrungsergänzungsmittel und dessen allgemeiner Freigabe in den USA über ein Dutzend Jahre ins Land gegangen, ohne dass – trotz millionenfachen Konsums – ernsthafte unerwünschte Nebenwirkungen ruchbar geworden wären.

**Massgeblich ist nicht der Gesundheitsschutz,
sondern der Agrarprotektionismus.**
Tatsächlich kommt der Input für die befremdliche Betrachtungs- und Beurteilungsweise nicht vom Auftrag zur Förderung der öffentlichen Gesundheit, zum Schutz der Konsumenten vor dubiosen Angeboten und Heilsversprechungen oder von der Sorge ums Wohlergehen der Bürger

Der Koffein-Parameter bringt es an den Tag!

Ein entscheidendes Kriterium für die Beurteilung der Verkehrsfähigkeit von Substanzen und Produkten als Nahrungs- oder Nahrungsergänzungsmittel ist deren toxische Unbedenklichkeit. Dabei muss jeweils auch die Frage geprüft werden, ob beabsichtigte oder unbeabsichtigte Überdosierungen Vergiftungen nach sich ziehen könnten oder ebenfalls als harmlos einzustufen sind.

Hier drängt sich förmlich ein Vergleich mit einer Substanz auf, die nach behördlicher Lesart als völlig unbedenklich gilt und deshalb im Lebensmittelhandel wie auch in der Gastronomie uneingeschränkt erhältlich ist: Koffein. Den wenigsten Konsumenten dürfte bekannt und bewusst sein, dass dieser in kleinen Mengen anregend wirkende und bestens verträgliche Stoff, der täglich in rauen Mengen verzehrt wird, in sehr hohen Dosierungen giftig und gar lebensgefährlich ist. Tatsächlich kann eine Menge von vier Gramm reinen Koffeins je nach Umständen bereits tödlich wirken.

Wenn man weiter zur Kenntnis nimmt, dass eine Tasse Espresso zwischen 150 und 200 Milligramm Koffein enthält, so könnte die potenziell letale Menge mit 20 rasch hintereinander getrunkenen Espressi bereits erreicht sein. Diese Gefahr besteht jedoch üblicherweise weder im Privathaushalt noch in der Gastronomie.

her, sondern schlicht und einfach von der Agrarpolitik: Im Bestreben, Europa vom Import billigen amerikanischen Rindfleischs abzuschotten, verfielen europäische Landwirtschaftsministerien auf die Idee, die in den USA als Futterzusatzmittel zugelassenen hormonellen Stoffe als gesundheitsgefährlich zu deklarieren und den Import entsprechenden Fleisches zu verbieten.

Der Vollständigkeit halber sei erwähnt, dass die den US-Rindviechern verfütterten Hormone einer ganz anderen Kategorie zuzurechnen sind und dass die behaupteten gesundheitlichen Schädigungen durch «hormonbelastetes Fleisch» nie schlüssig nachgewiesen werden konnten, obwohl europäische Behörden Millionen dafür ausgaben, um nach wissenschaftlichen Bestätigungen für diese Hypothese zu suchen. (Umgekehrt war in Europa bis vor kurzem die Verwendung von Antibiotika als

Wenn es jedoch einer Person einfallen sollte, ihre Müdigkeit oder Schlafneigung mit einem Konzentrat zu bekämpfen, welches aus etwa 20 Teelöffeln Instantkaffee zusammengemixt wird oder etwa 20 Ristretti entspricht – was mit rund 2 bis 3 dl Flüssigkeit wohl zu schaffen wäre – so hätte diese nach dem Konsum der genannten Menge zweifellos ein gewisses gesundheitliches Problem.

Auf der anderen Seite haben jedoch Tox-Prüfungen mit sehr grossen Überdosen Melatonin bei den involvierten Versuchspersonen keinerlei Vergiftungserscheinungen oder andere gesundheitliche Beeinträchtigungen nach sich gezogen. Dies, weil Melatonin über keinerlei toxisches Potenzial verfügt.

Würde man nun aus diesem Vergleich die nahe liegenden Schlüsse ziehen und dabei primär auf den toxischen Aspekt abstellen, so müsste Kaffee unverzüglich unter Rezeptpflicht gestellt werden, während Melatonin ebenso unverzüglich aus der Registrierungspflicht zu entlassen wäre. Man kann sich wohl nicht unschwer den Riesenklamauk vorstellen, den eine derartige Verfügung nach sich zöge. Bei Melatonin dagegen wird der gleiche Unsinn unter umgekehrten Vorzeichen problemlos toleriert.

Auch bei den Zulassungsbehörden gilt demzufolge die alte Marketing-Weisheit: Produkte sind nicht das, was sie sind, sondern das, wofür sie gehalten werden ...

Futterzusätze zur Krankheitsprävention zulässig – eine Praxis, die nachweislich Antibiotika-Resistenzen begünstigen kann und damit als gesundheitspolitisch äusserst bedenklich einzustufen ist.)

Angesichts dieser handelspolitischen Konstellation versteht es sich wohl von selbst, dass Hormone in Europa nicht als Nahrungsergänzungsmittel für den Humanverzehr zugelassen werden können, wenn umgekehrt das Fleisch von Rindern, welchen in geringen Dosierungen Hormonpräparate zugeführt wurden, nicht verzehr- und verkehrsfähig sein soll. Und bezeichnenderweise reicht das politische Differenzierungsvermögen nicht aus, verschiedene Hormone voneinander zu unterscheiden. Und das dürfte, nachdem es verpönt ist, sich darüber behördlicherseits auch bloss Gedanken zu machen, noch lange Zeit so bleiben. Es steht somit nicht zu erwarten, dass diese befremdliche und argumentativ nicht nachvollziehbare Praxis in absehbarer Zeit aufgegeben wird.

Paradox: Auch ein behördlicher Sinneswandel würde die Situation kaum ändern
Doch selbst wenn die Gesundheitsbehörden im Schosse der EU ihre Meinung wider Erwarten ändern und eine Zulassung bzw. Freigabe von Melatonin-Präparaten als pharmazeutische OTC-Produkte in Erwägung ziehen sollten – was angesichts des sich stetig vergrössernden Nutzwertspektrums dieser Substanz mehr als nur gerechtfertigt wäre –, so dürfte sich am aktuellen Status quo in nächster Zeit kaum etwas ändern. Denn eine Zulassung nach pharmazeutischen Kriterien würde das Problem nicht lösen. Dies ganz einfach deshalb, weil eine Zulassung von Melatonin als Heilmittel umfangreiche klinische Studien erfordern würde, deren Kosten leicht in die Millionen Euro gehen können. Solche Eskapaden kann sich keine Vertriebsfirma leisten, die ein nicht patentfähiges Produkt auf den Markt bringen will, welches auf dem weltweit grössten Markt nicht der Heilmittel-, sondern der Nahrungsmittelkontrolle untersteht.

Dazu kommt, dass eine Produktion nach pharmazeutischen Kriterien etwa fünfmal teurer ist als eine, die nach lebensmittelspezifischen Vorgaben erfolgt. Ganz abgesehen von den teureren Vertriebswegen und davon, dass die enormen Registrierungs- und Zusatzkosten, die beim Medikamentenvertrieb anfallen, auf die jeweiligen Produkte überwälzt werden müssen.

Für diesen Sachverhalt gibt es übrigens ein schlagendes Beispiel: Präparate mit dem Prohormon Dehydroepiandrosteron (DHEA) waren vor der Freigabe der Substanz durch den amerikanischen Kongress in den USA als Medikament im Handel – zu sehr hohen Preisen. Nach deren Einstufung als Nahrungsergänzungsmittel fanden entsprechende Produkte rasch Zugang zu den Regalen der Drogeriemärkte und der Lebensmittel-Supermärkte – mit dem für die Konsumenten angenehmen Ergebnis, dass sie nun plötzlich weniger als einen Drittel des ursprünglich verlangten Preises kosteten.

Angesichts dieses Sachverhalts ist davon auszugehen, dass die sowohl als sanfte Schlafmittel wie auch als Anti-Aging- und als präventive Substanzen so wertvollen Melatonin-Präparate weiterhin auf dem US-Markt beschafft werden müssen, wenn man daraus auch in der Alten Welt Nutzen ziehen will. Immerhin hat in den letzten Jahren auf dem europäischen Markt eine gewisse Liberalisierung stattgefunden in dem Sinne, dass Importe für den Eigenbedarf von immer mehr Behörden stillschweigend toleriert werden. Während früher vor allem in Deutschland und Österreich Empfänger entsprechender Sendungen gezwungen wurden, die Annahme zu verweigern, wenn sie einer Anzeige entgehen wollten, so wird heute nur noch dann zu solch polizeistaatlichen Massnahmen gegriffen, wenn es sich um verbotene Ware – wie Anabolika und psychoaktive Stoffe – handelt, deren Vertrieb praktisch weltweit nicht gestattet ist.

Zum Autor

Beat René Roggen entstammt einer Familie, in welcher die Berufsbilder der Apotheker auf der einen und der Hoteliers auf der anderen Seite auffällig stark vertreten sind. Es dürfte deshalb kein Zufall sein, dass er sich nach seiner Ausbildung zum Journalisten besonders häufig mit Fragen der Gesundheit, der Präventivmedizin und der Ernährung auseinander setzte.

In seiner Eigenschaft als Fachjournalist und PR-Fachmann bearbeitete er diese Themenbereiche während vieler Jahre im Auftrag von Institutionen und Unternehmen der Vorsorge, der präventiven und therapeutischen Medizin, der pharmazeutischen Industrie sowie der Nahrungs- und der Nahrungsergänzungsmittelbranche.

Dabei engagierte er sich stets für die Aspekte der Prophylaxe wie auch für eine Gesundheitspolitik, die auf eine bessere Information der Konsumenten und Patienten abstellt und sich jeder Bevormundung mündiger Bürger enthält. «Ein informierter Patient ist auch ein ökonomischer Patient», schreibt er im Vorwort zu seinem 2002 erschienenen Werk «Nahrungsergänzungsmittel – Mode-Erscheinung oder Weg zu besserer Gesundheit und längerem Leben?»

Nach seiner Überzeugung führt der Weg aus dem Schlamassel, in das sich unsere Gesundheitspolitik in den letzten Jahren immer weiter manövriert hat, denn auch einzig über die wachsende Selbstkompetenz der Patienten. Und nicht über eine stets lückenlosere und teurere Gesundheitsbürokratie und eine Gesundheitspolitik, die sich in immer gehässigeren Schuldzuweisungen und immer hilfloseren Sparappellen an Ärzte, Apotheker, Pharmabranche und Spitalverwaltungen ergeht.

Sein Interesse für Fragen der Gesundheitsvorsorge hat ihn unter anderem dazu bewogen, sich eingehend mit der Situation in den USA zu beschäftigen, wo 1994 durch die Freigabe der meisten Nahrungsergänzungsmittel und Phytoprodukte im Rahmen der vom Amerikanischen Kongress beschlossenen «Dietary Supplement Health and Education Act» ein neues Kapitel der Gesundheitserziehung, der Prävention sowie der Konsumenten- und der Patienten-Autonomie aufgeschlagen wurde.

Es war für Beat Roggen eine prägende Erfahrung, feststellen zu müssen, dass europäische Gesundheitsbehörden auf dem amerikanischen

Liberalisierungsschritt mit Unverständnis und Aggressivität reagierten, ohne auch nur einen Gedanken an die möglichen Gründe und Motive zu verschwenden, die den Amerikanischen Kongress zu diesem Schritt bewogen haben mochten. Und es enttäuschte ihn sehr, dass der Argwohn gegen diese Entwicklung zu höherer Patienten-Selbstbestimmung ausgerechnet in Deutschland, Österreich und der Schweiz am grössten war – Ländern mithin, die sich einiges auf ihr demokratisches Grundverständnis einbilden.

Hier liegt denn auch der Schlüssel zum jüngsten journalistischen Engagement des Autors für Fragen der Gesundheitsvorsorge und des eigenverantwortlichen Handelns mündiger Patienten in diesem buchstäblich lebenswichtigen Bereich.

Bezugsquellen

Aus primär agrarwirtschaftlichen und wirtschaftsprotektionistischen Gründen, auf die in diesem Werk näher eingegangen wird, ist Melatonin in den meisten europäischen Staaten nicht verkehrsfähig. Dagegen sind entsprechende Präparate auf dem US-amerikanischen Markt – wo sie sachlich und wissenschaftlich korrekt als Nahrungsergänzungsmittel eingestuft werden – seit 1994 uneingeschränkt erhältlich.

Wer die Substanz für sich selbst verwenden und daraus gesundheitlichen Nutzen ziehen will, ist somit gezwungen, entsprechende Präparate im Ausland zu beschaffen. Es empfiehlt sich jedoch, solche Produkte ausschliesslich in Nordamerika und nicht aus dubiosen Quellen in Fernost oder Südamerika zu beziehen. Die beste Gewähr für reelle Produkte bietet dabei – namentlich aufgrund stringenter Haftungsbedingungen – der US-amerikanische Markt.

Weitere Informationen über Beschaffung solcher Präparate sowie Hinweise auf seriöse Bezugsquellen erhalten Sie auf den Webpages www.mela-tonin.info und www.supplement-info.org
Personen ohne Internet-Zugang können ein aktuelles Informationsblatt beim Leserservice der PRK-Editionen, Postfach 1148, CH-5401 Baden, anfordern.